# Zwischen zwei Welten

Bonusgeschichte (online):
www.daniaschiftan.ch/ltas

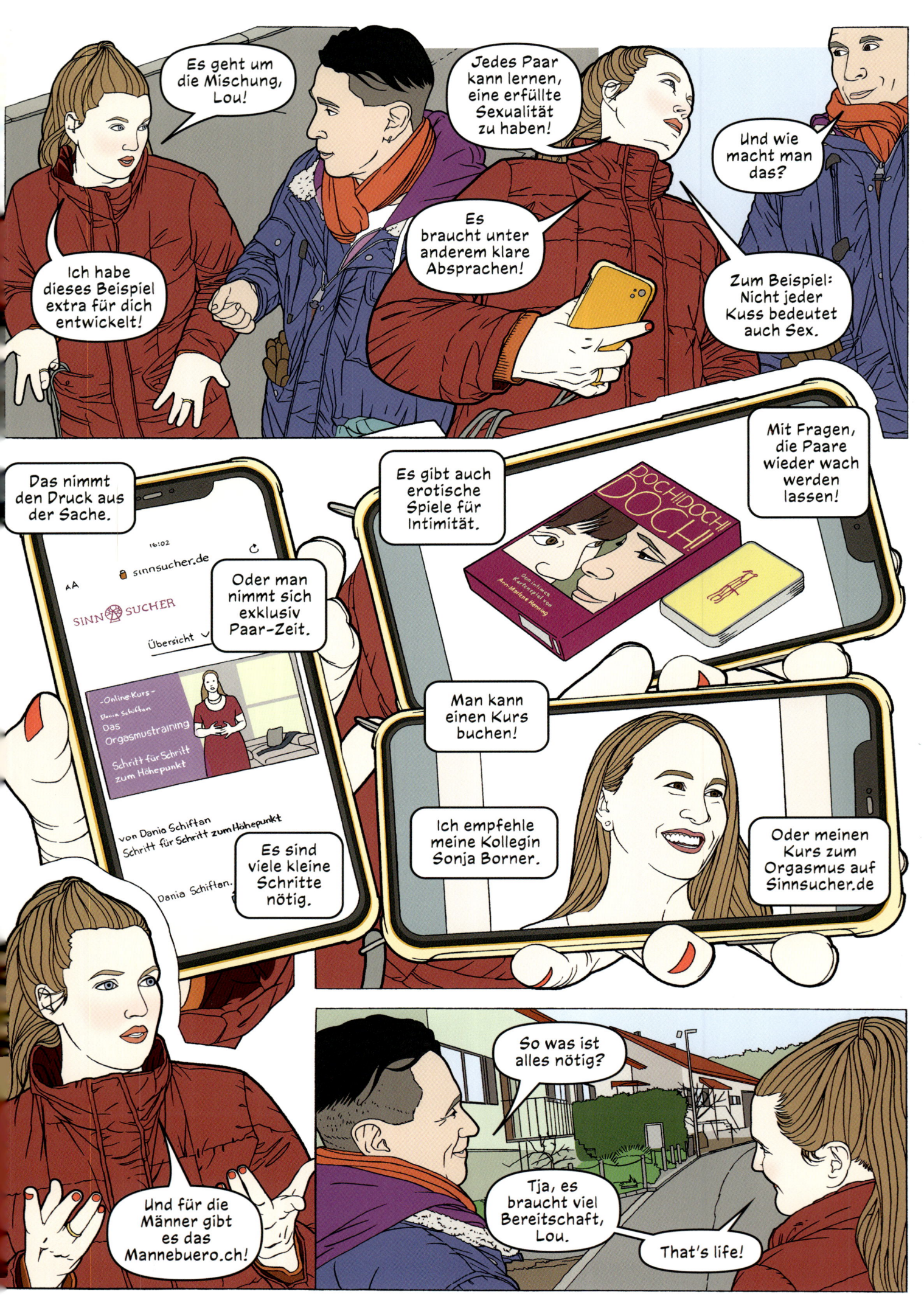

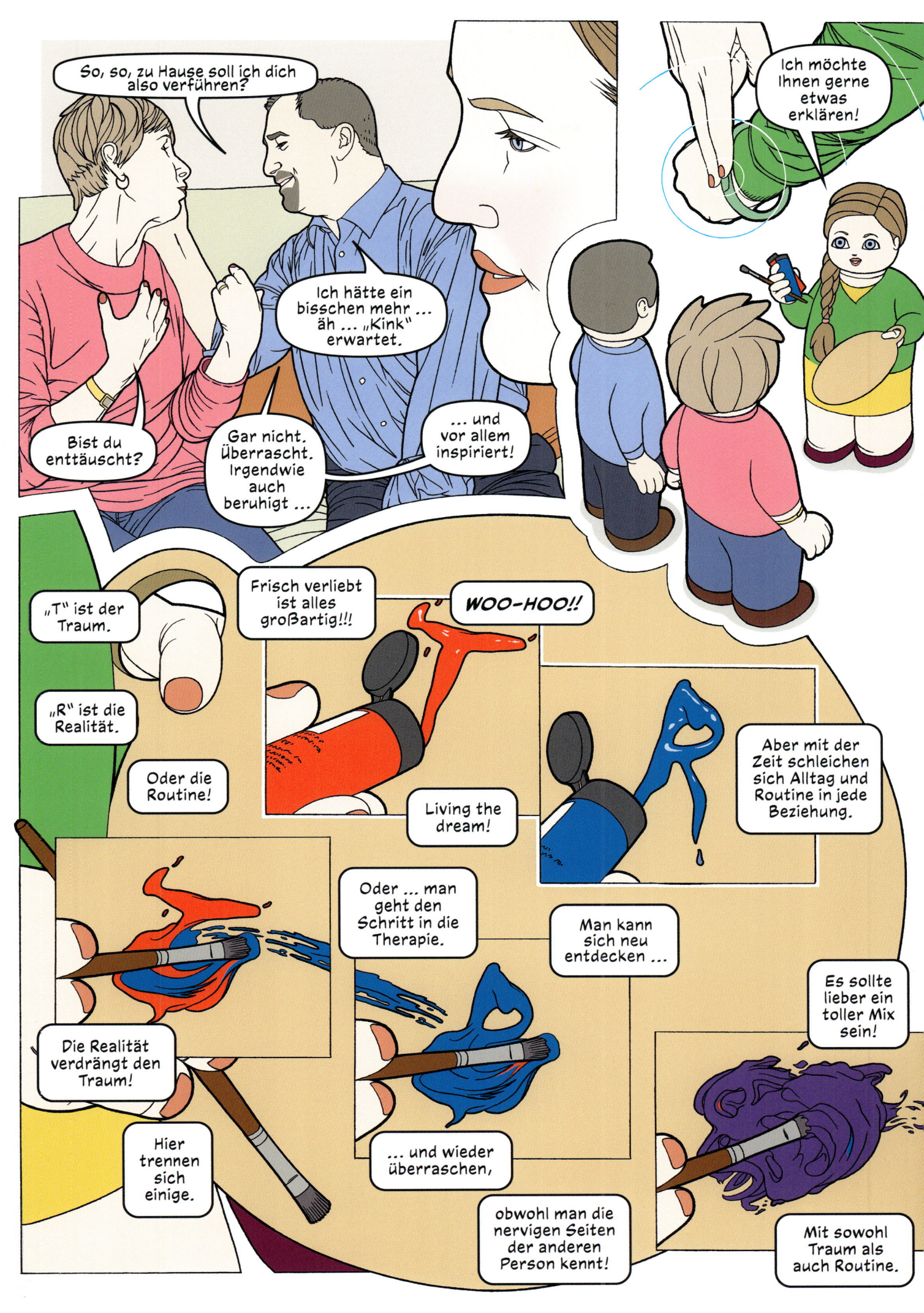

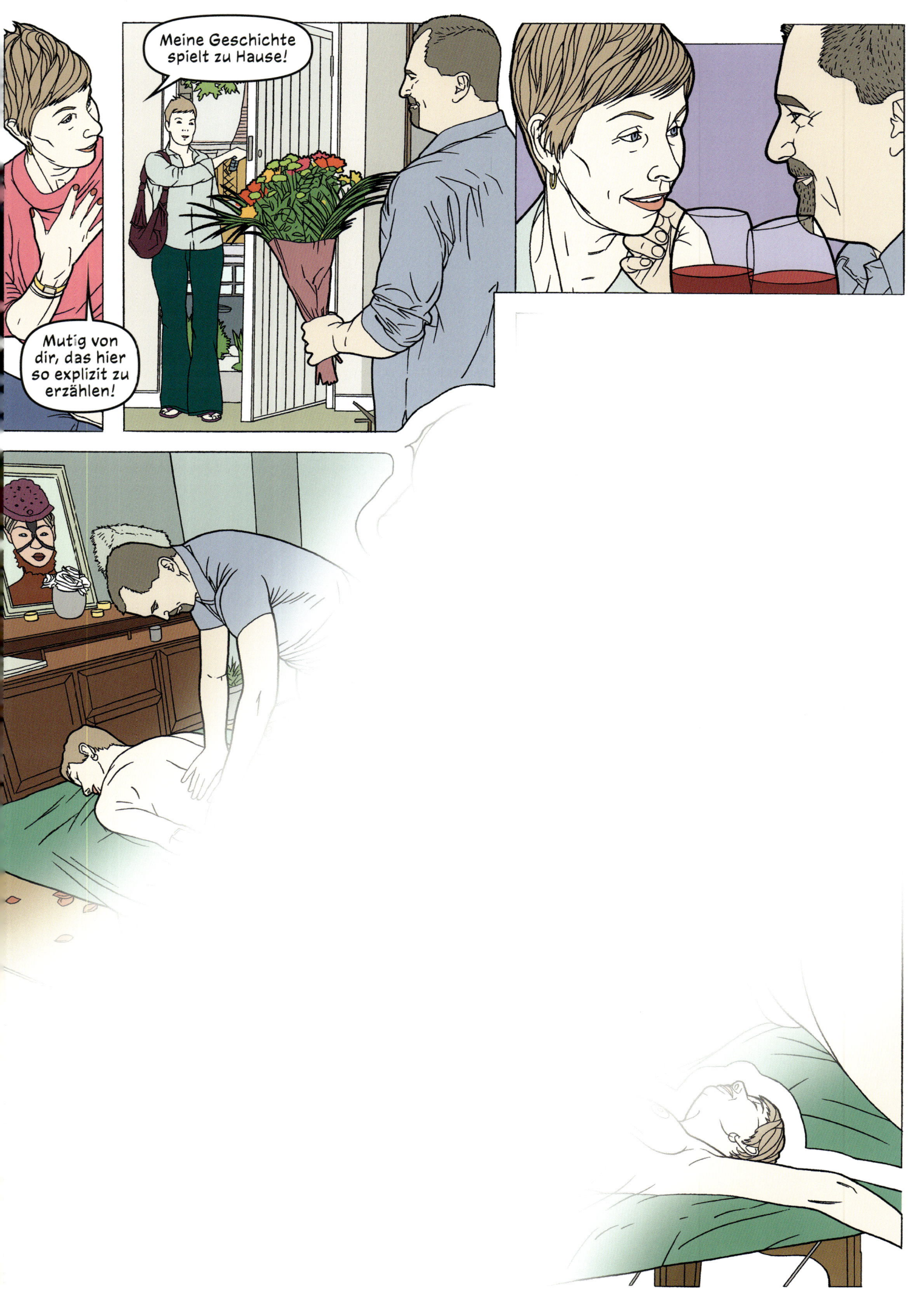

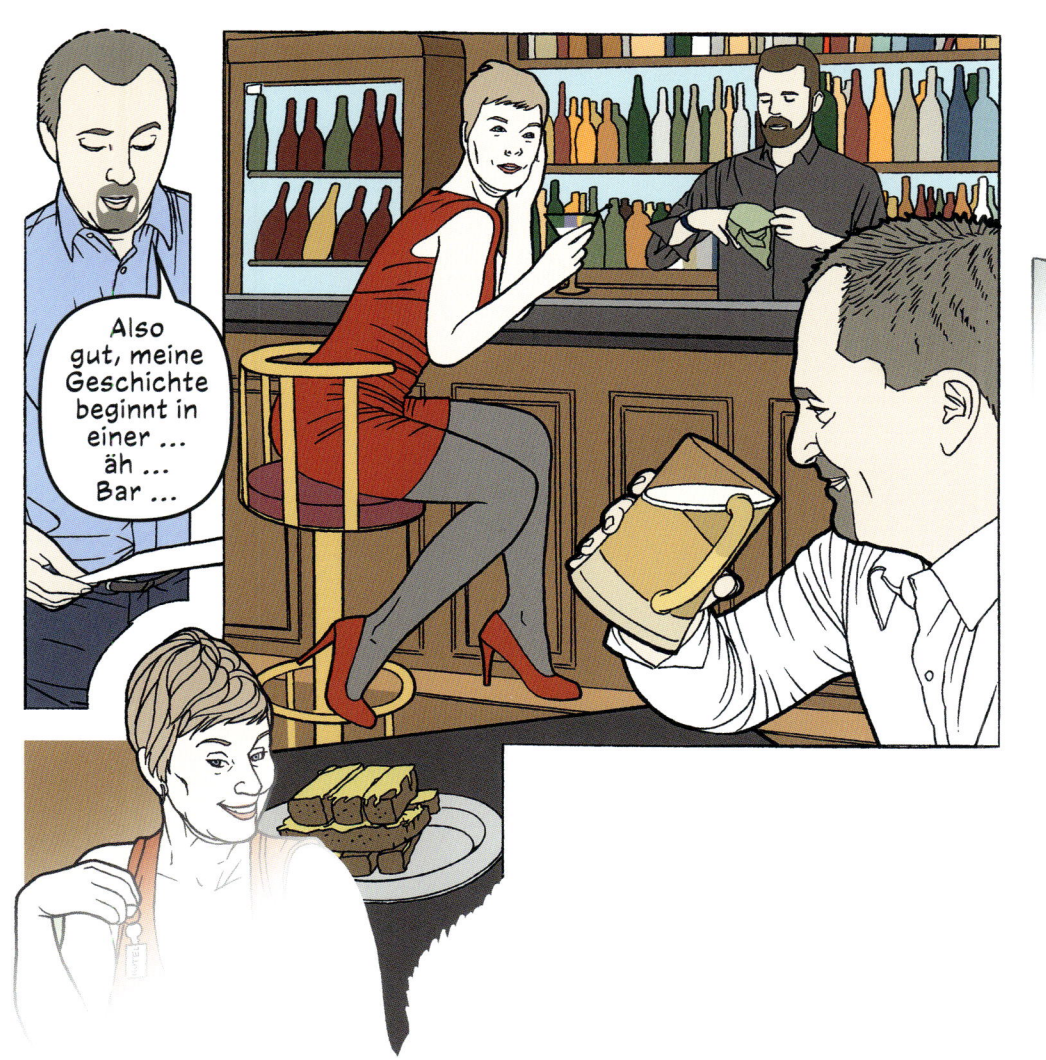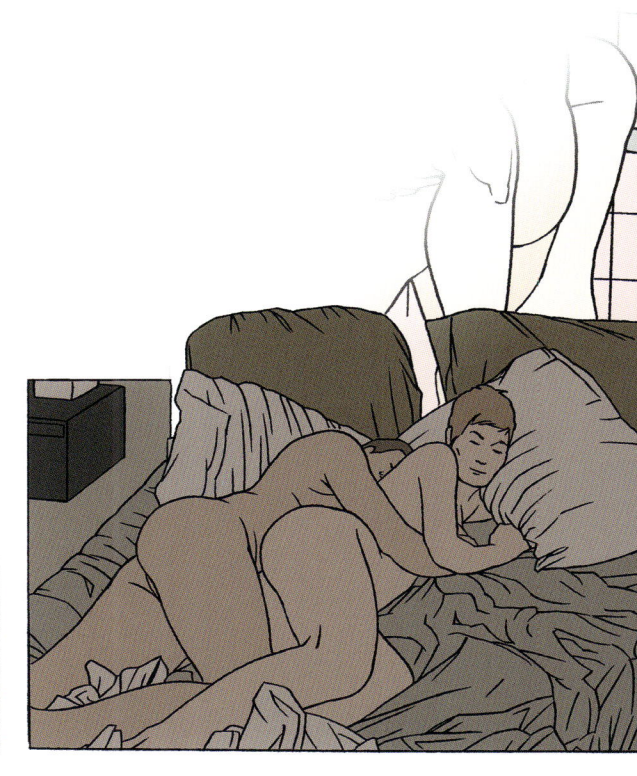

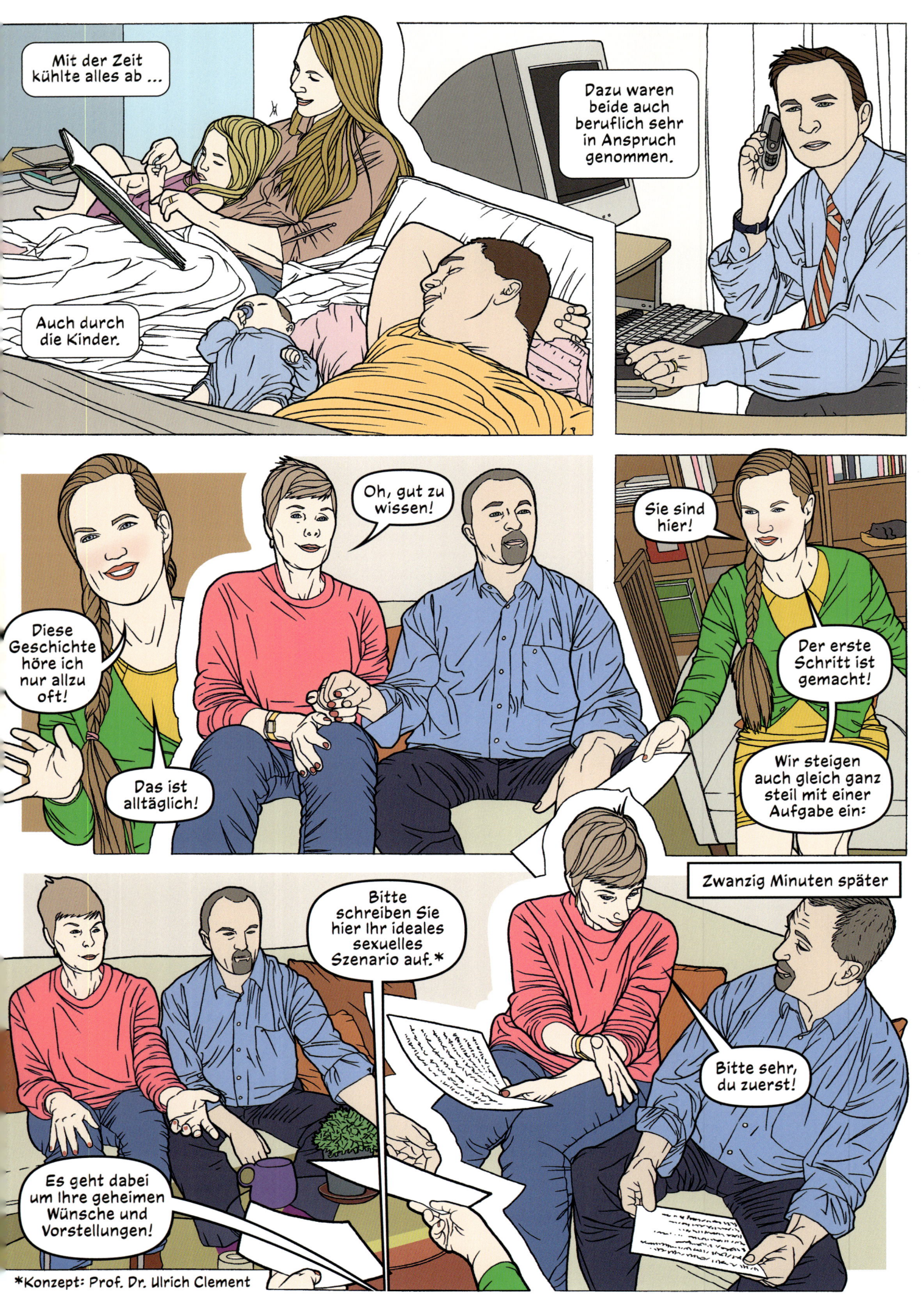

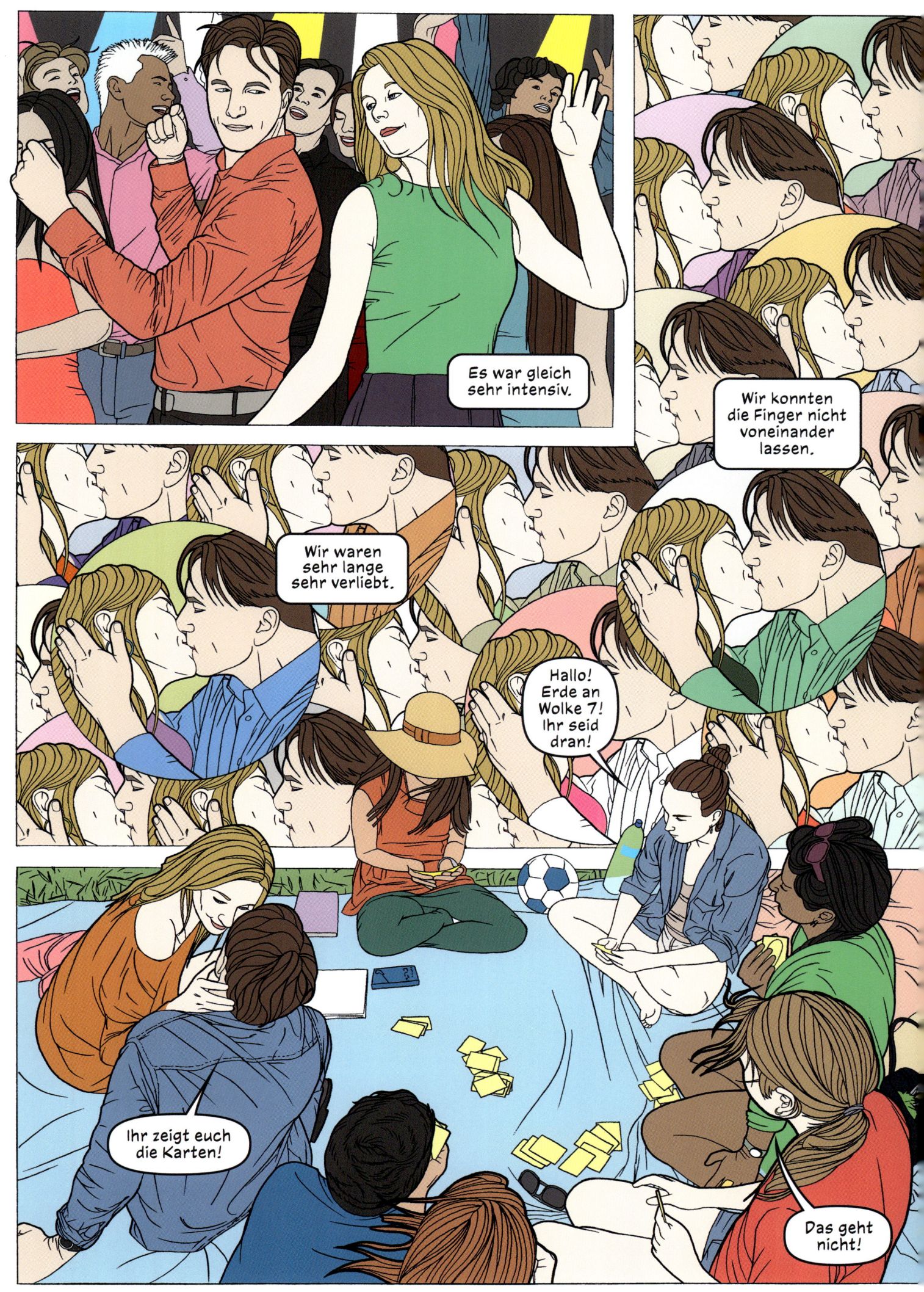

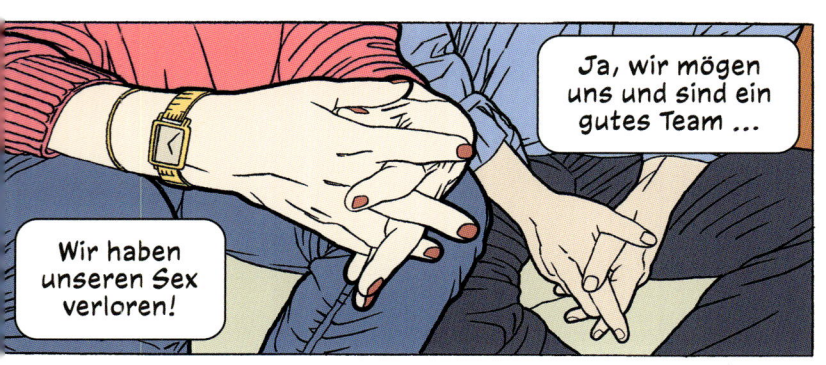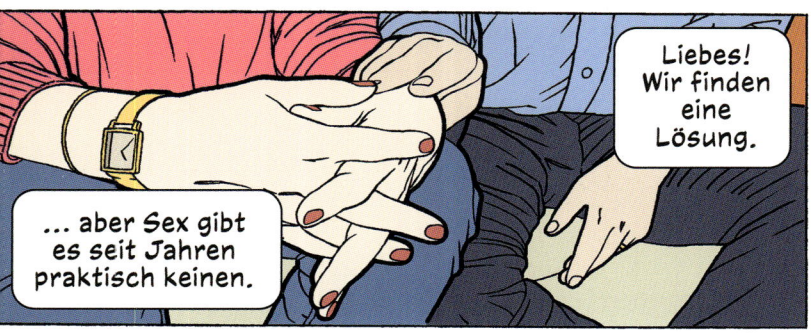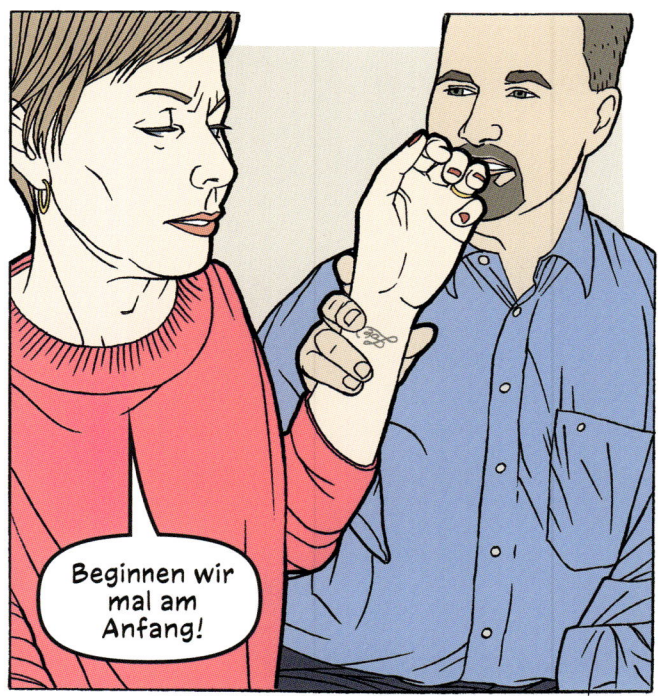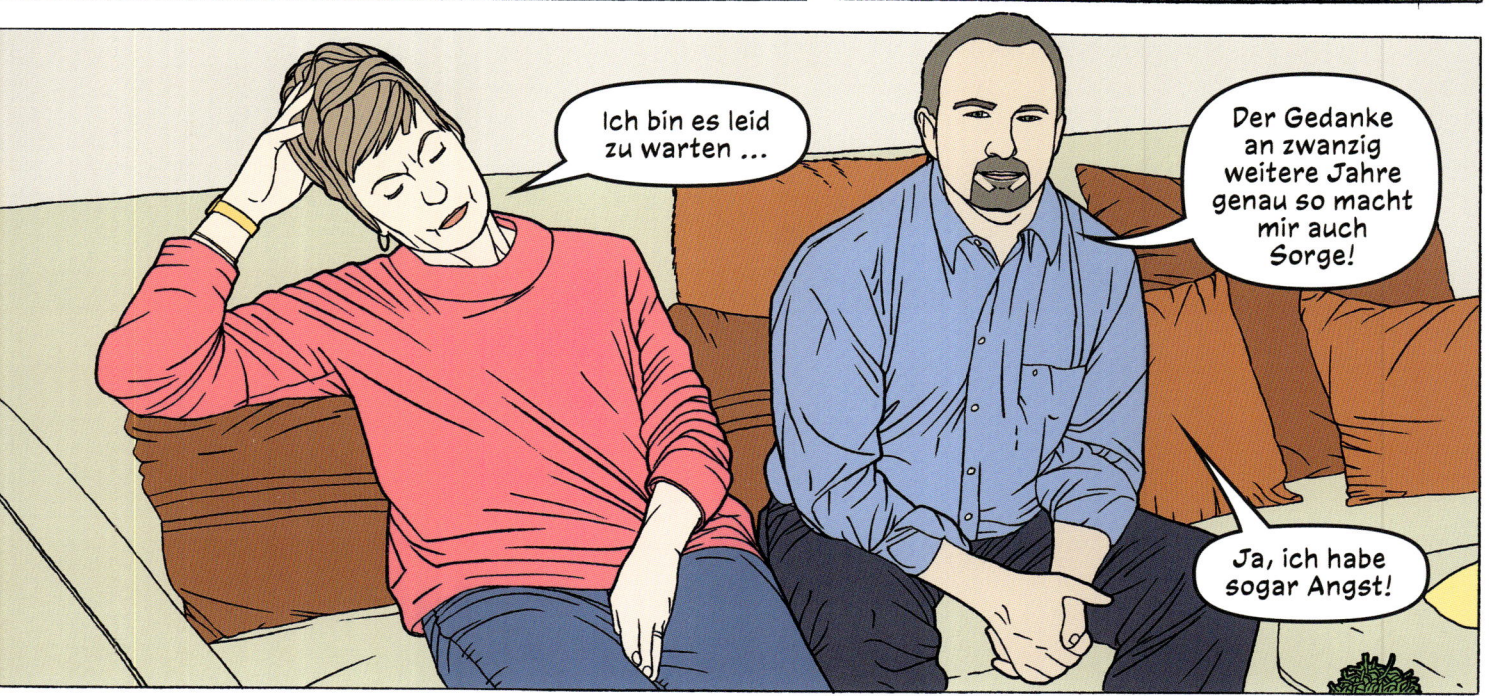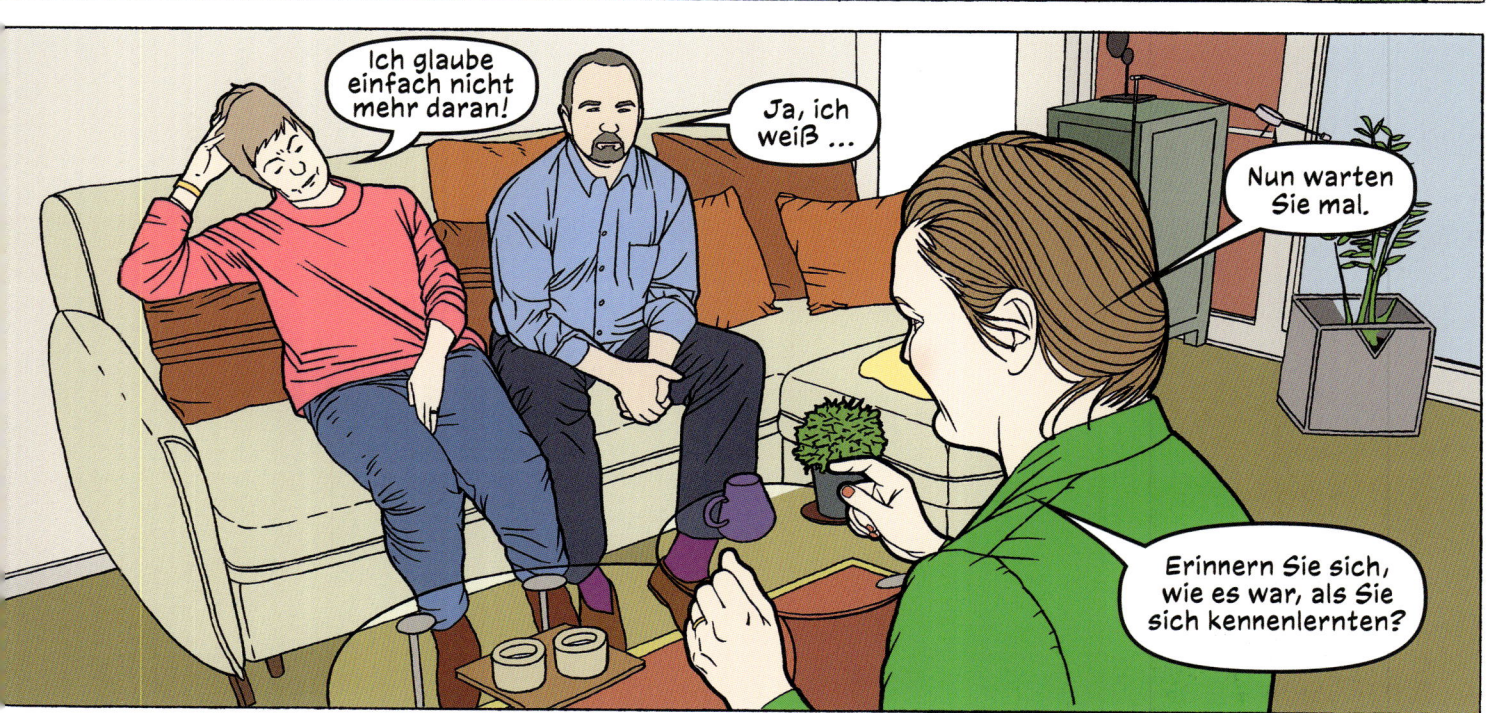

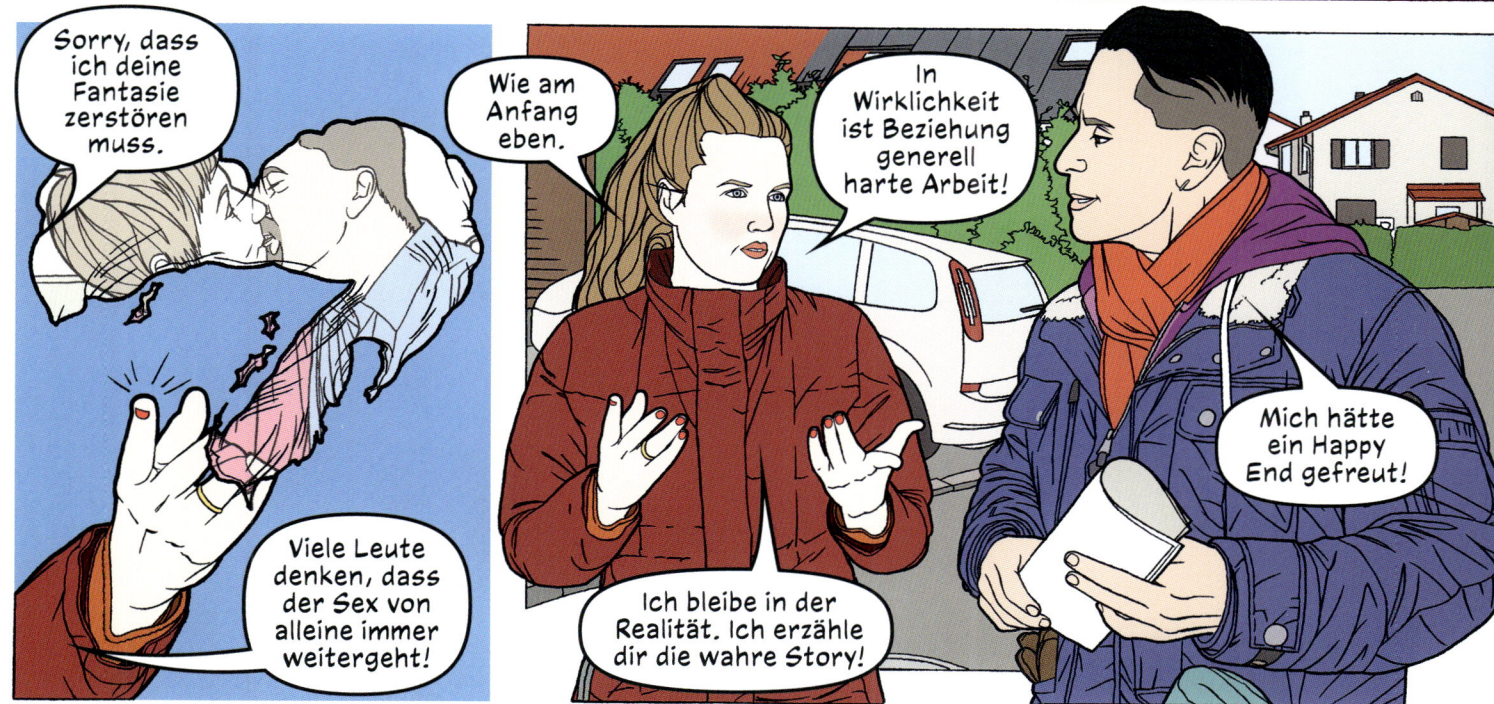

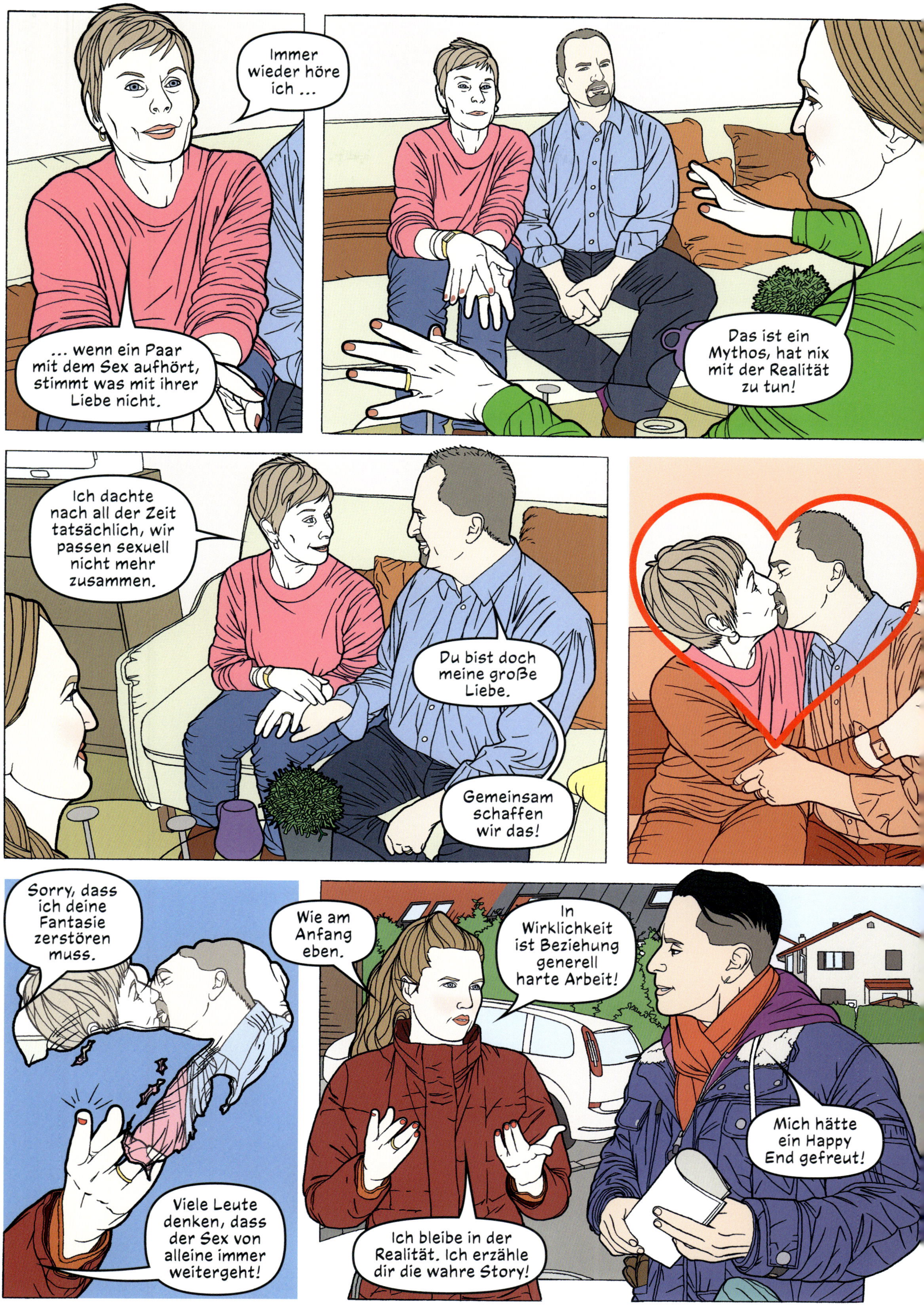

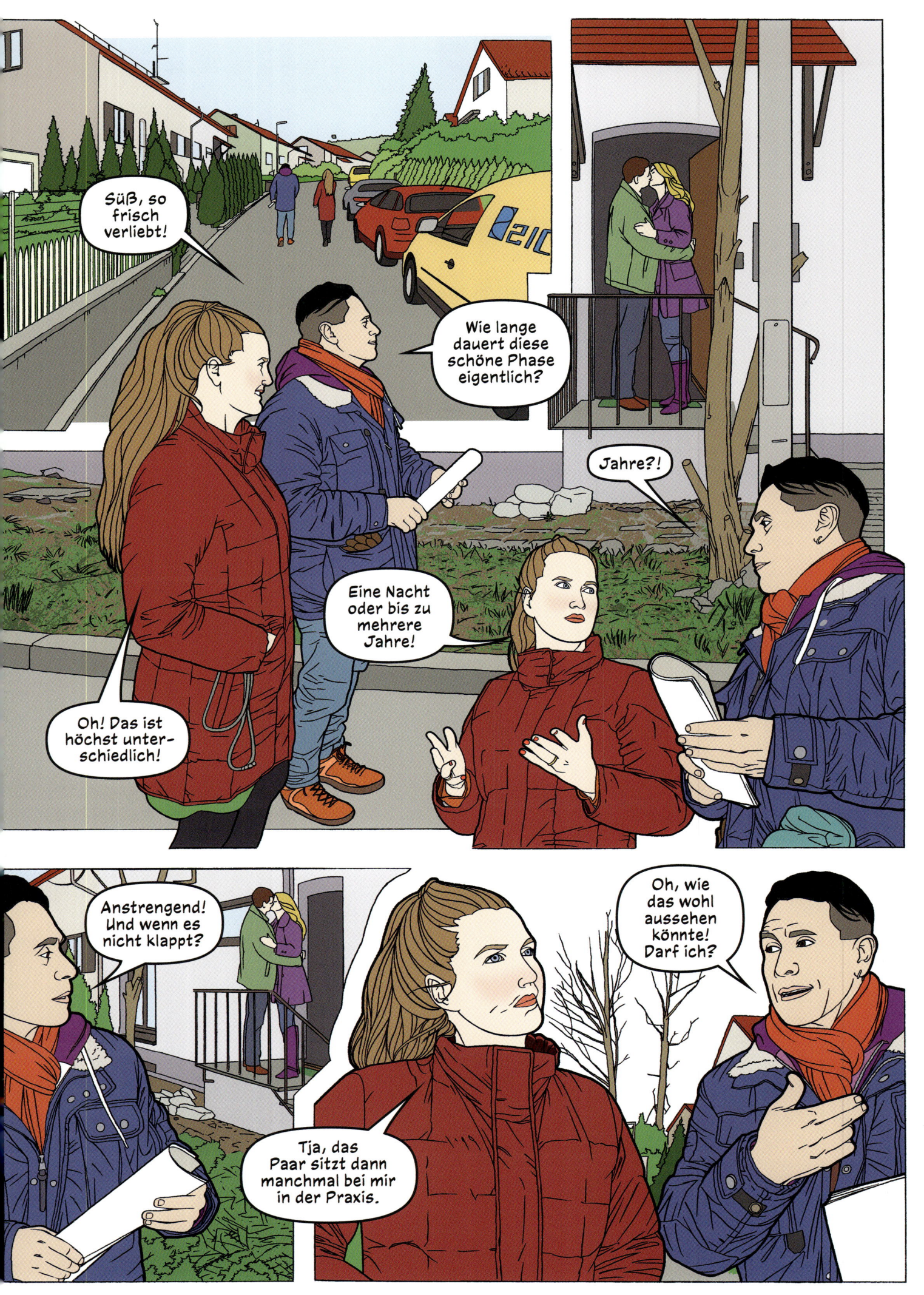

# Wo bleibt der Sex?

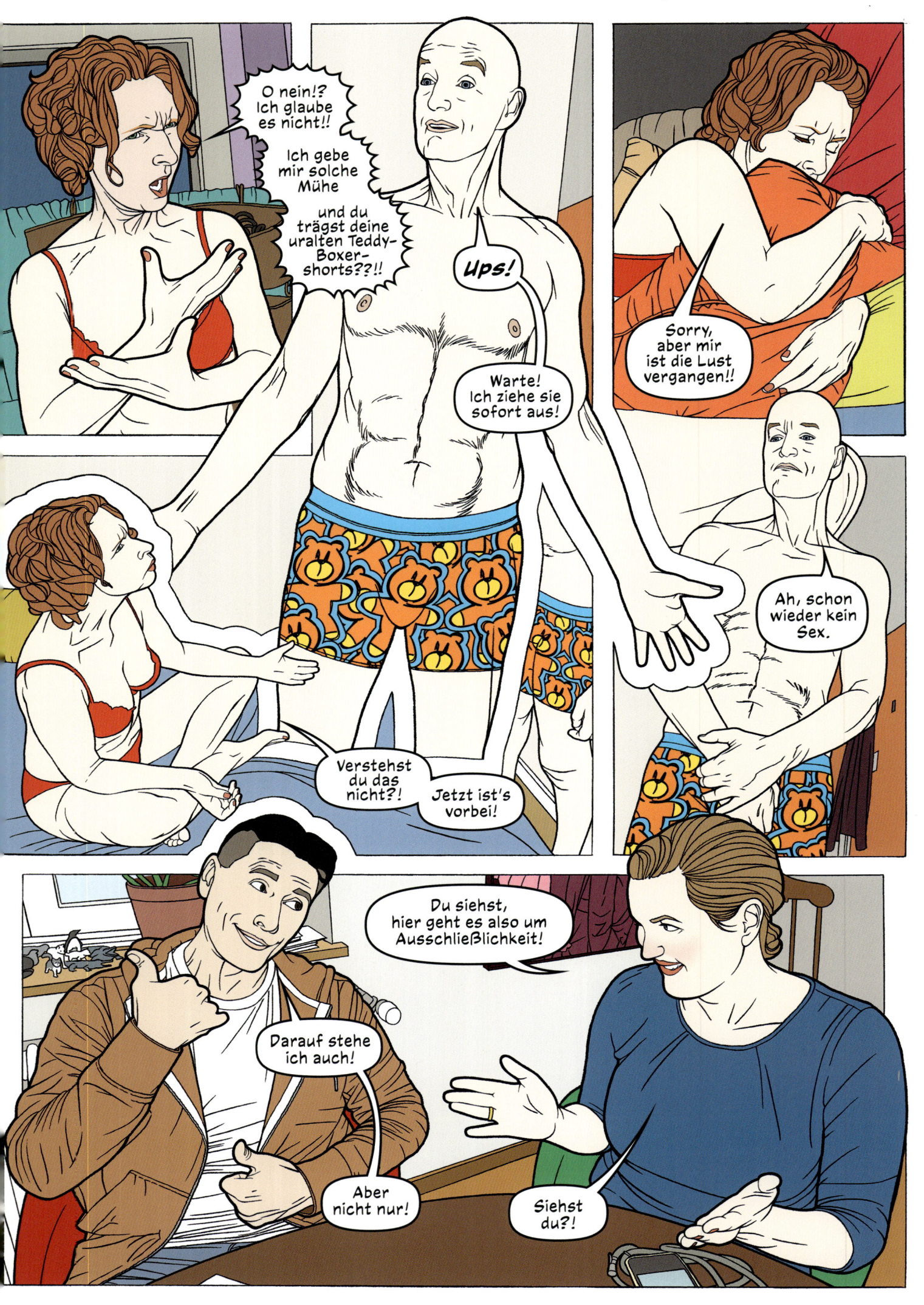

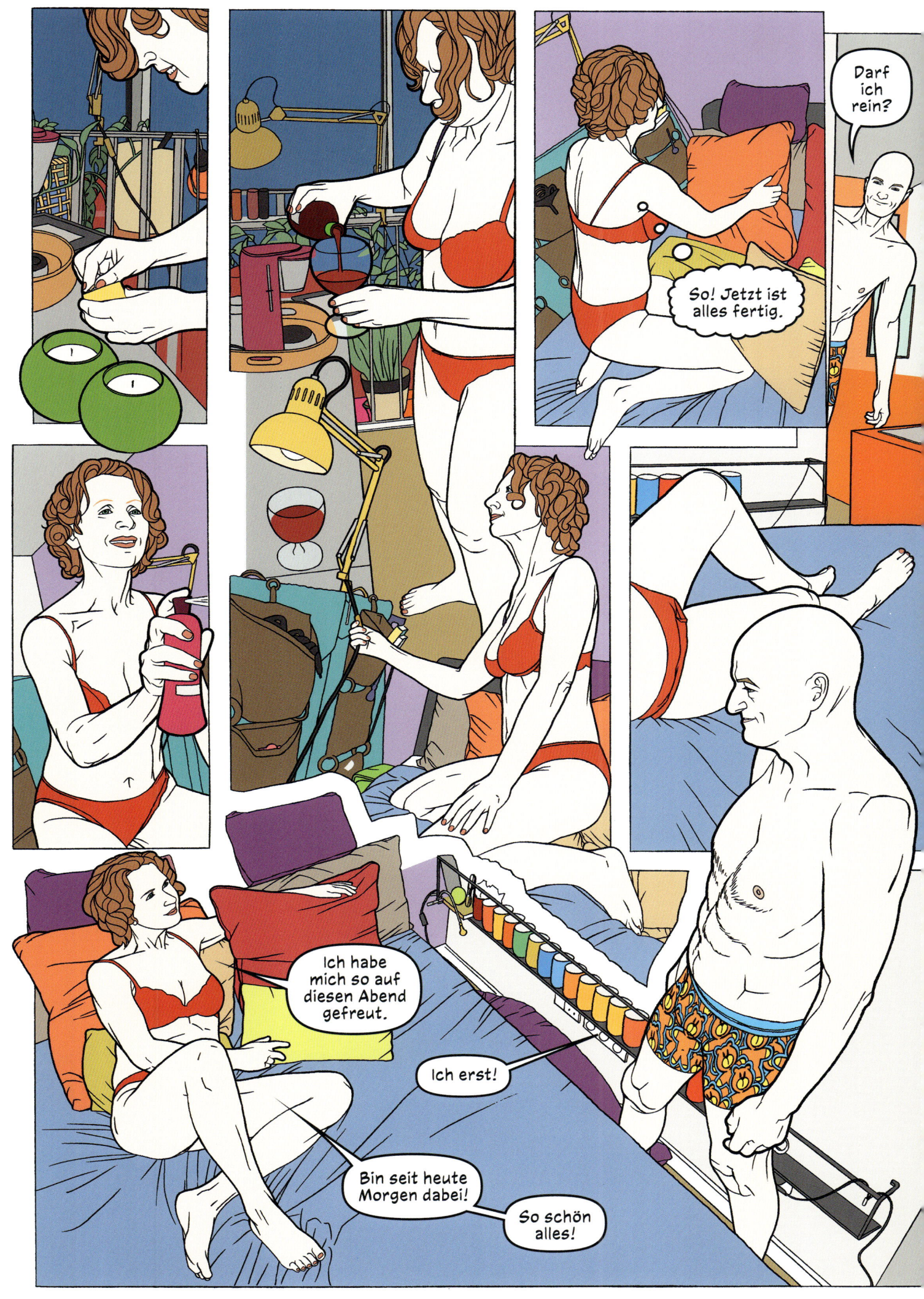

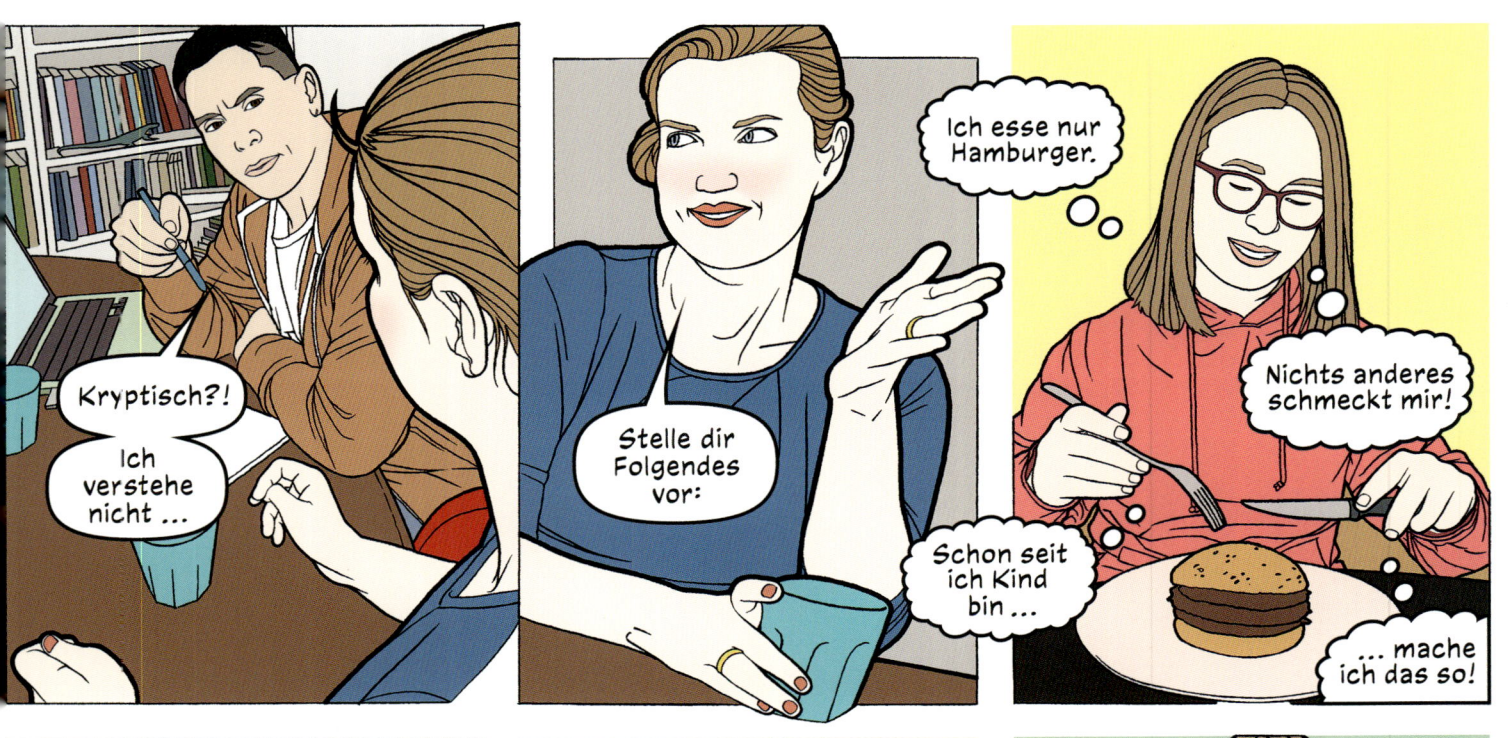
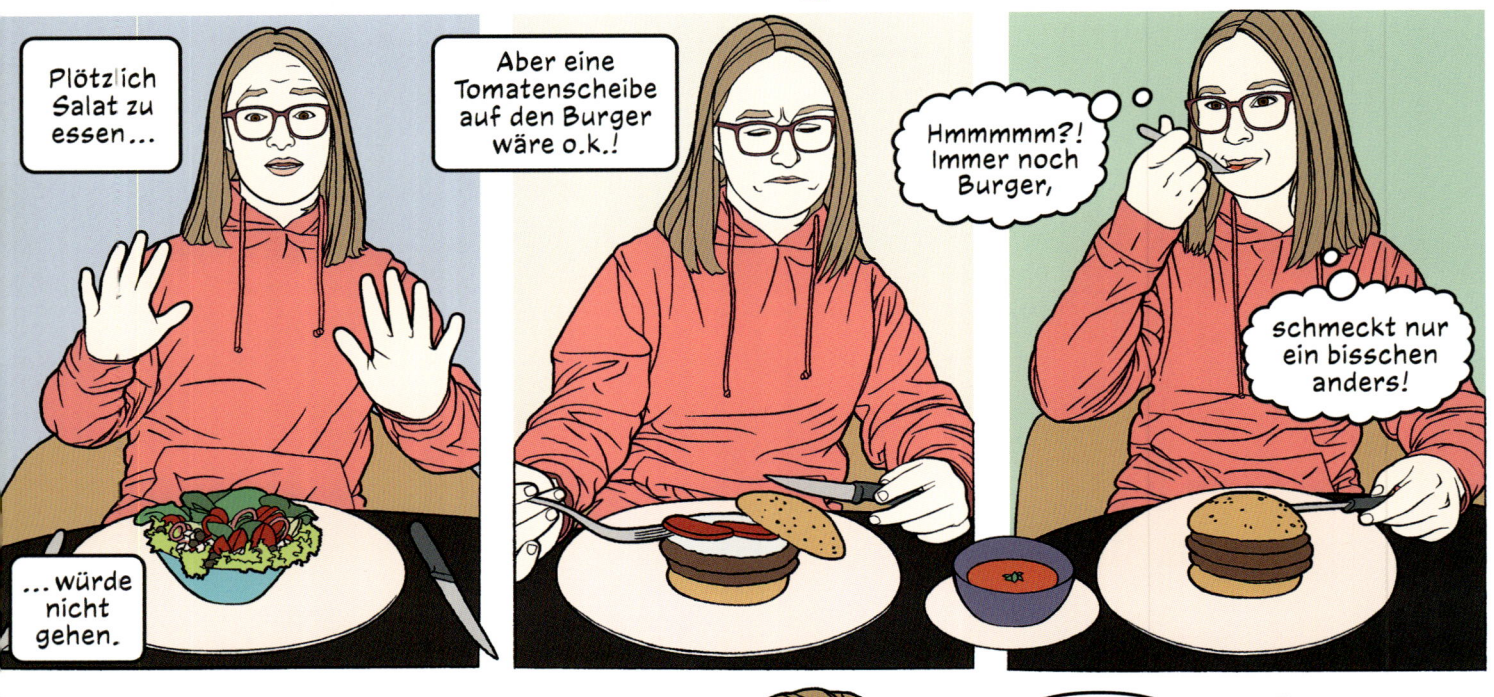
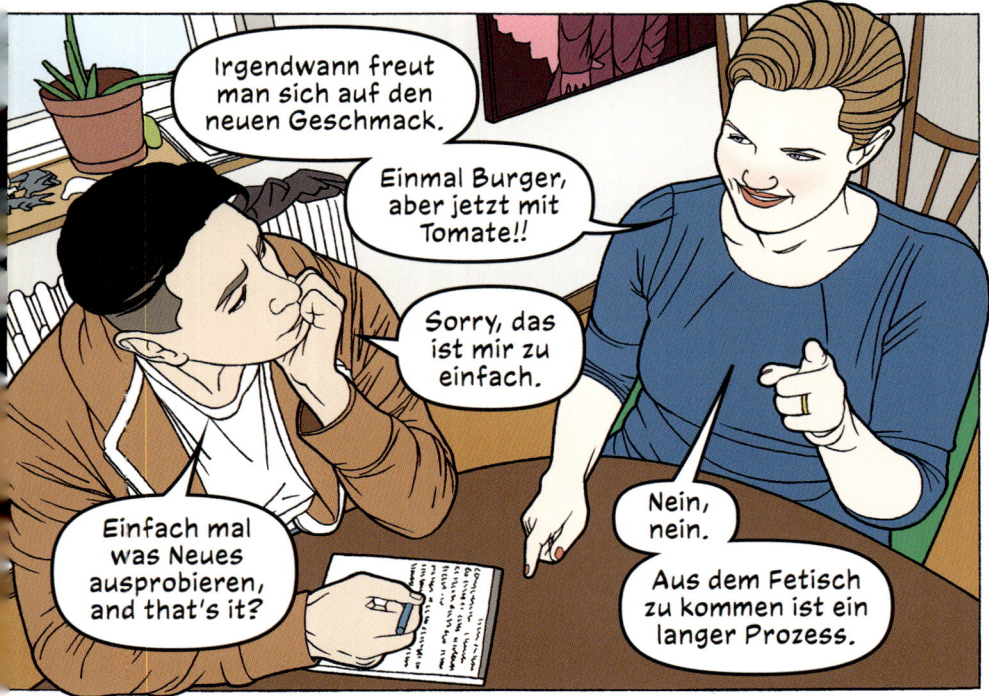
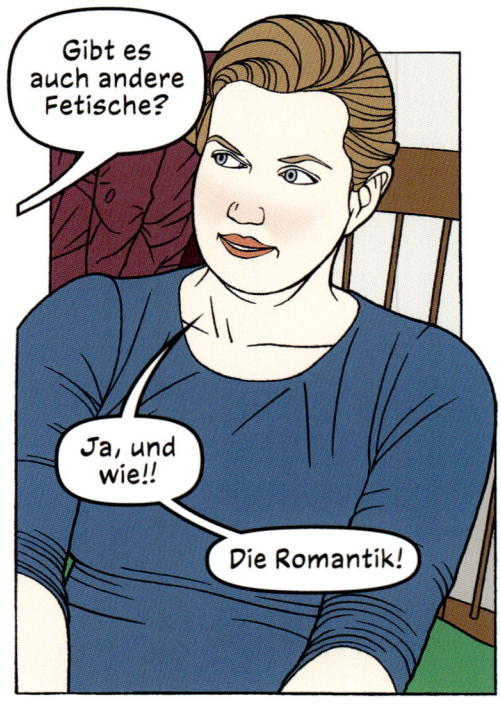

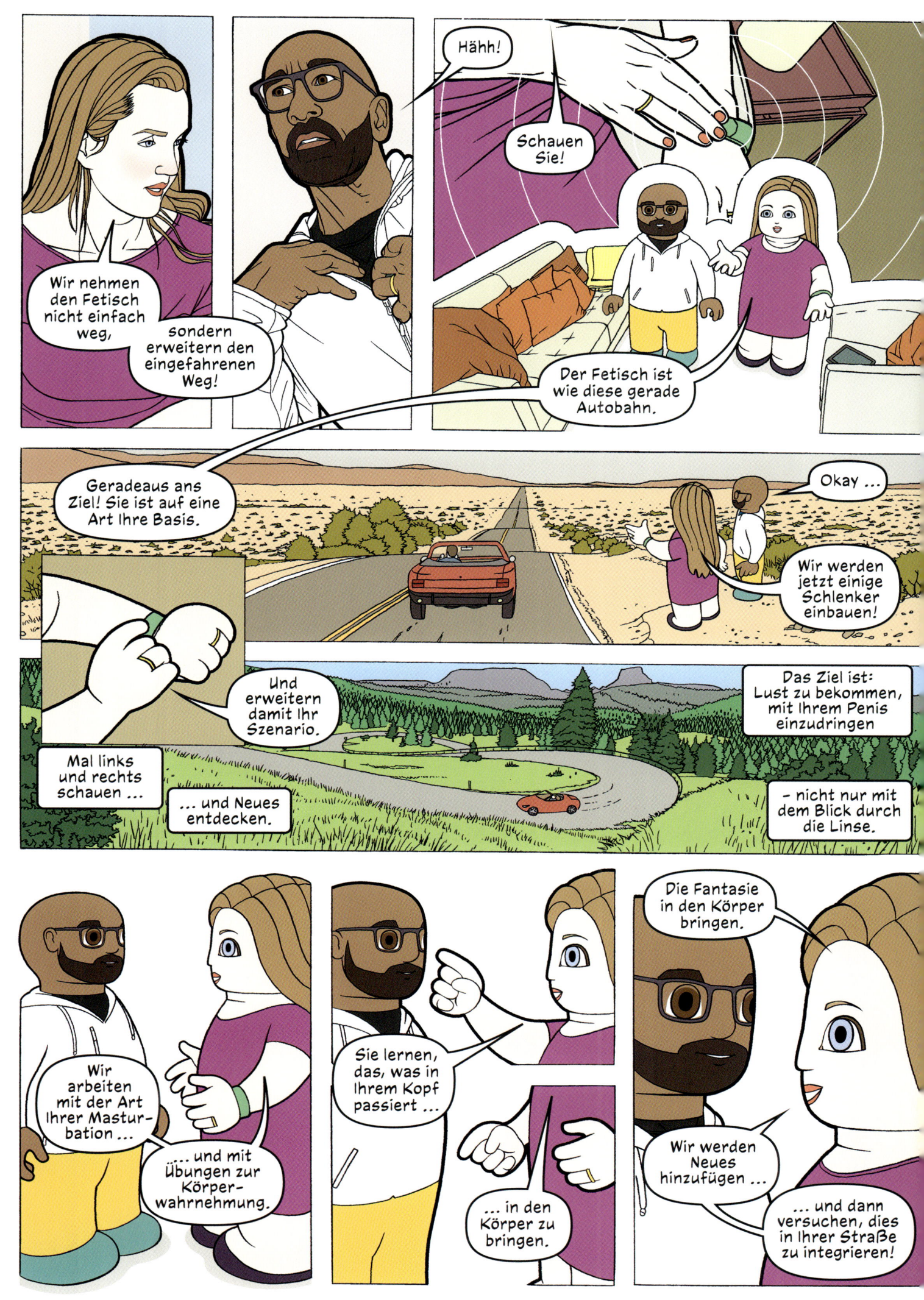

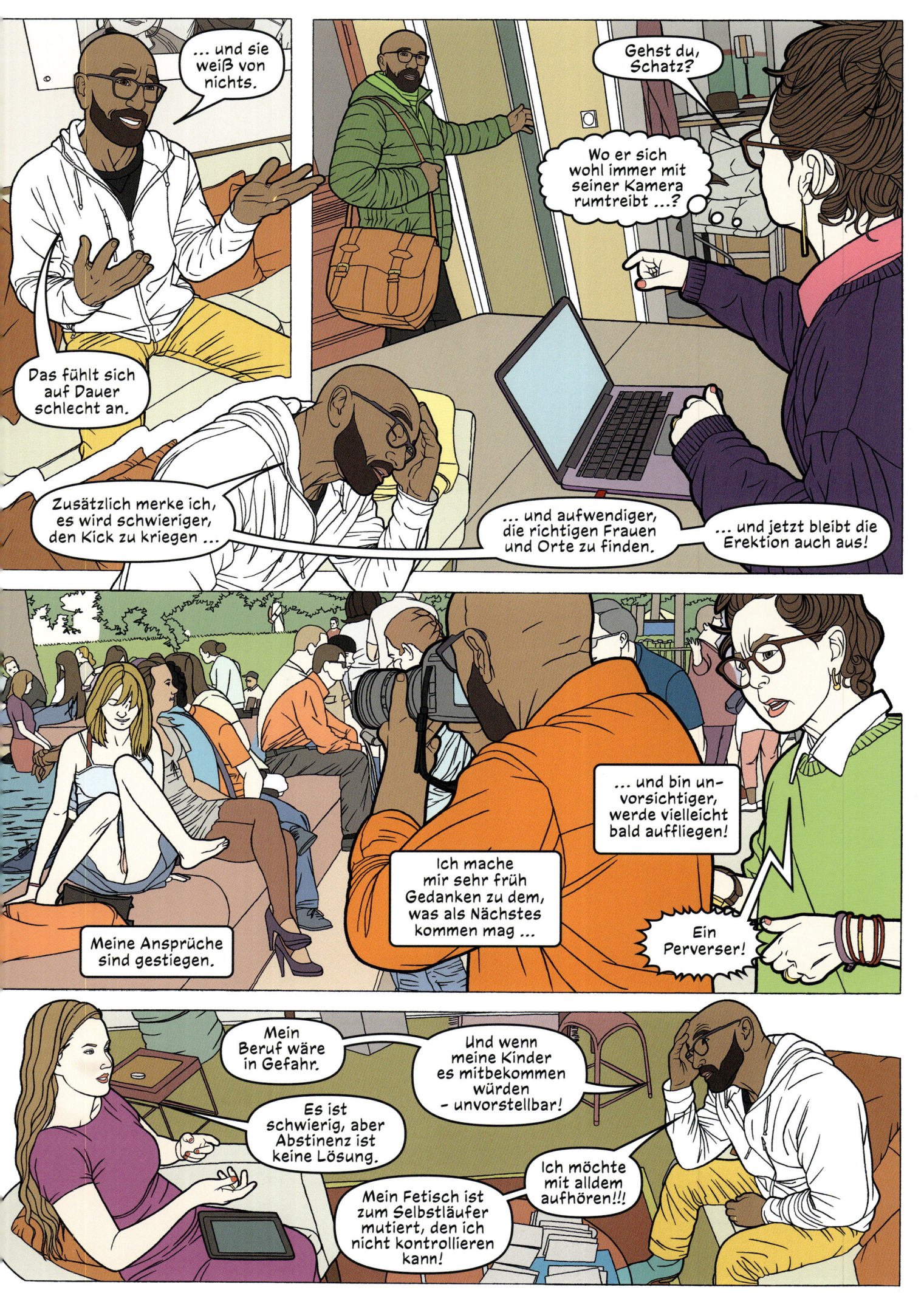

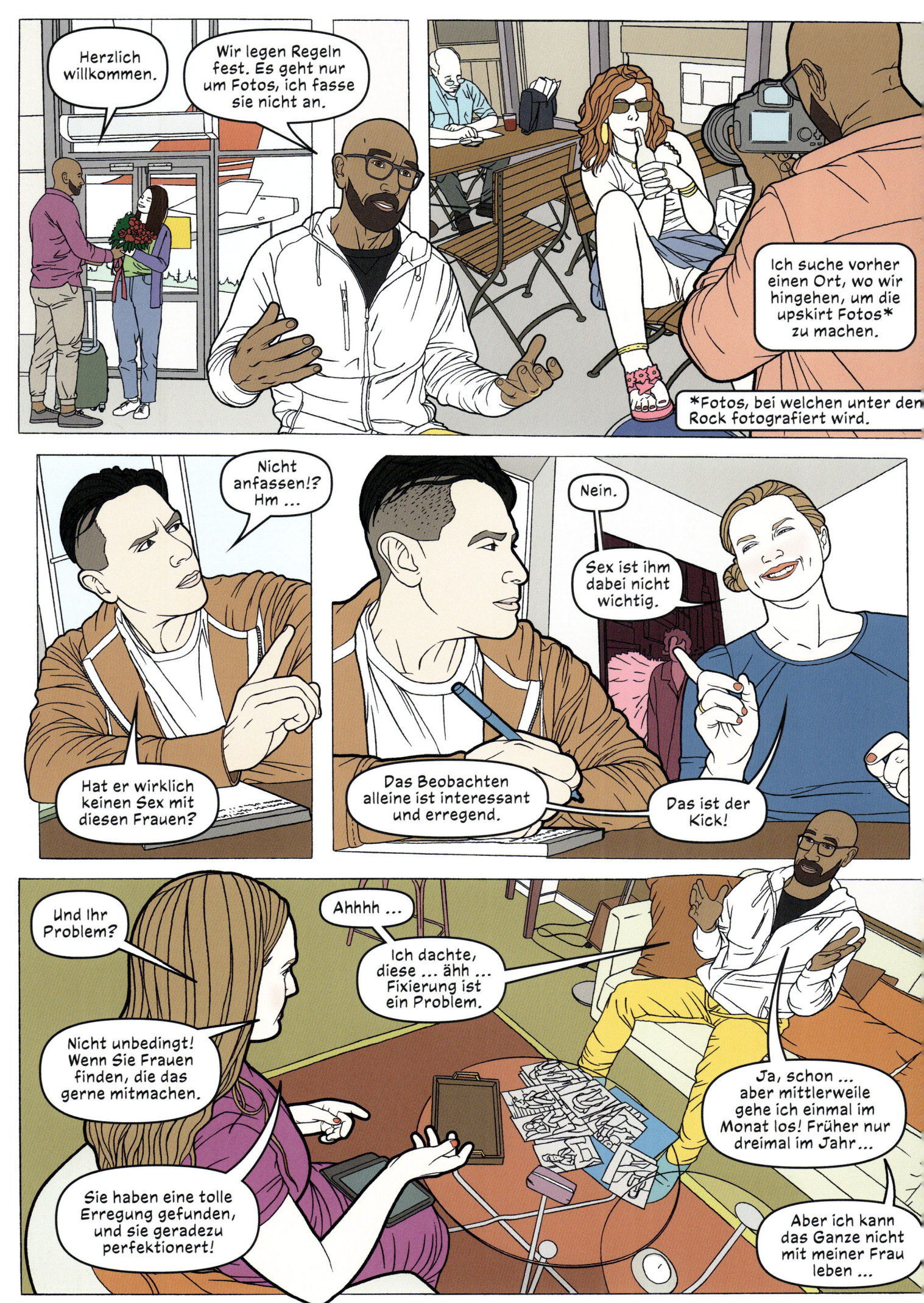

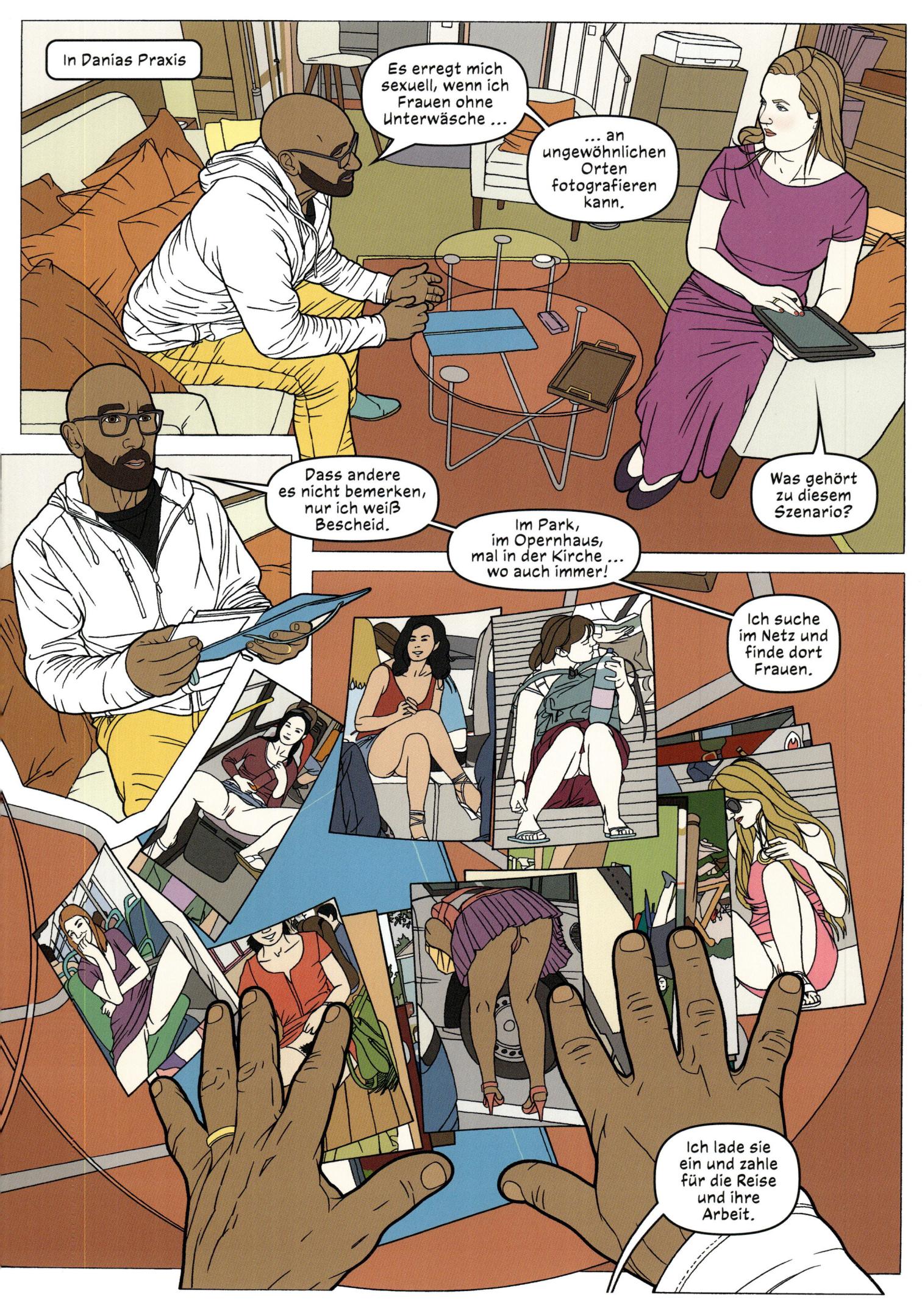

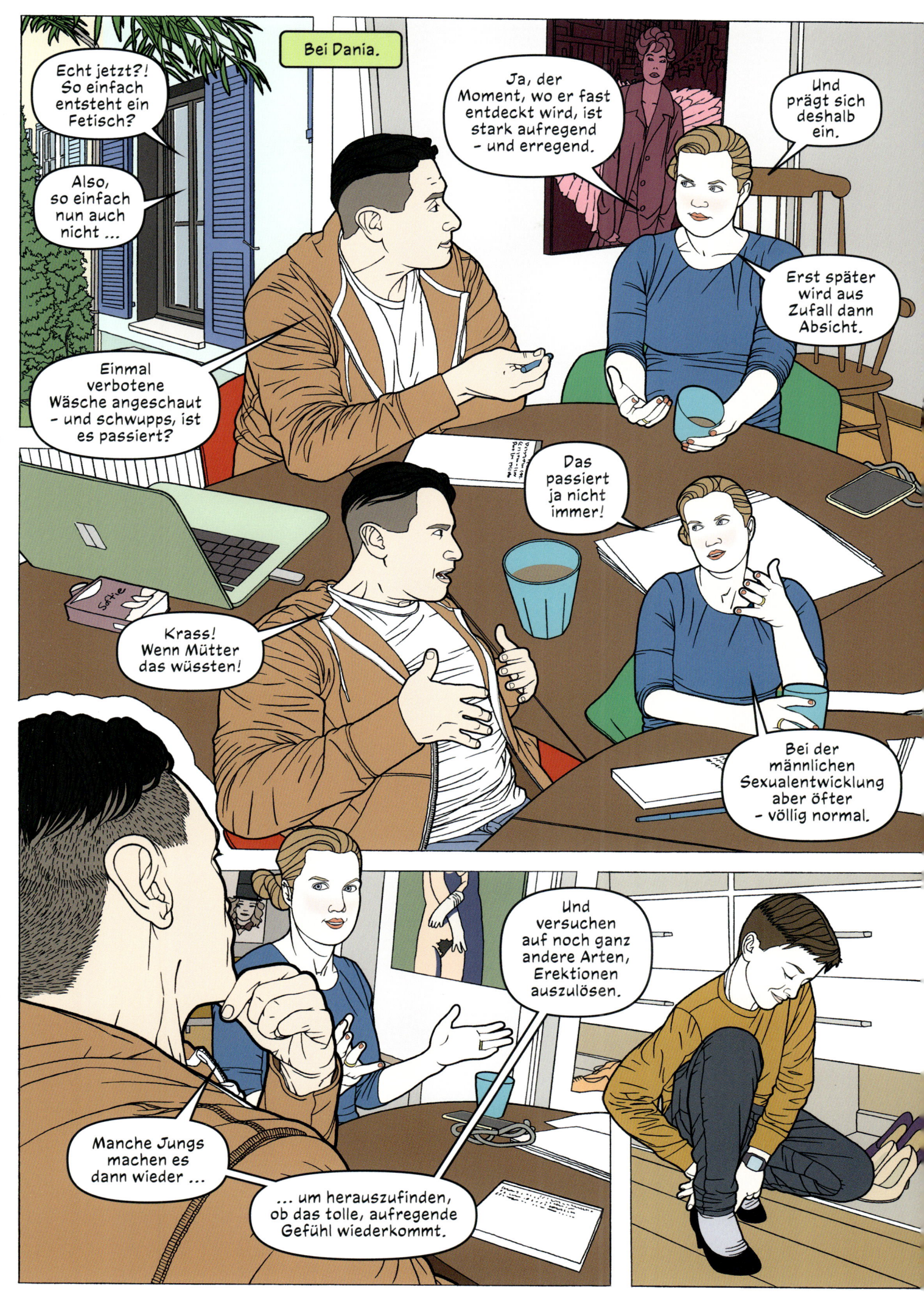

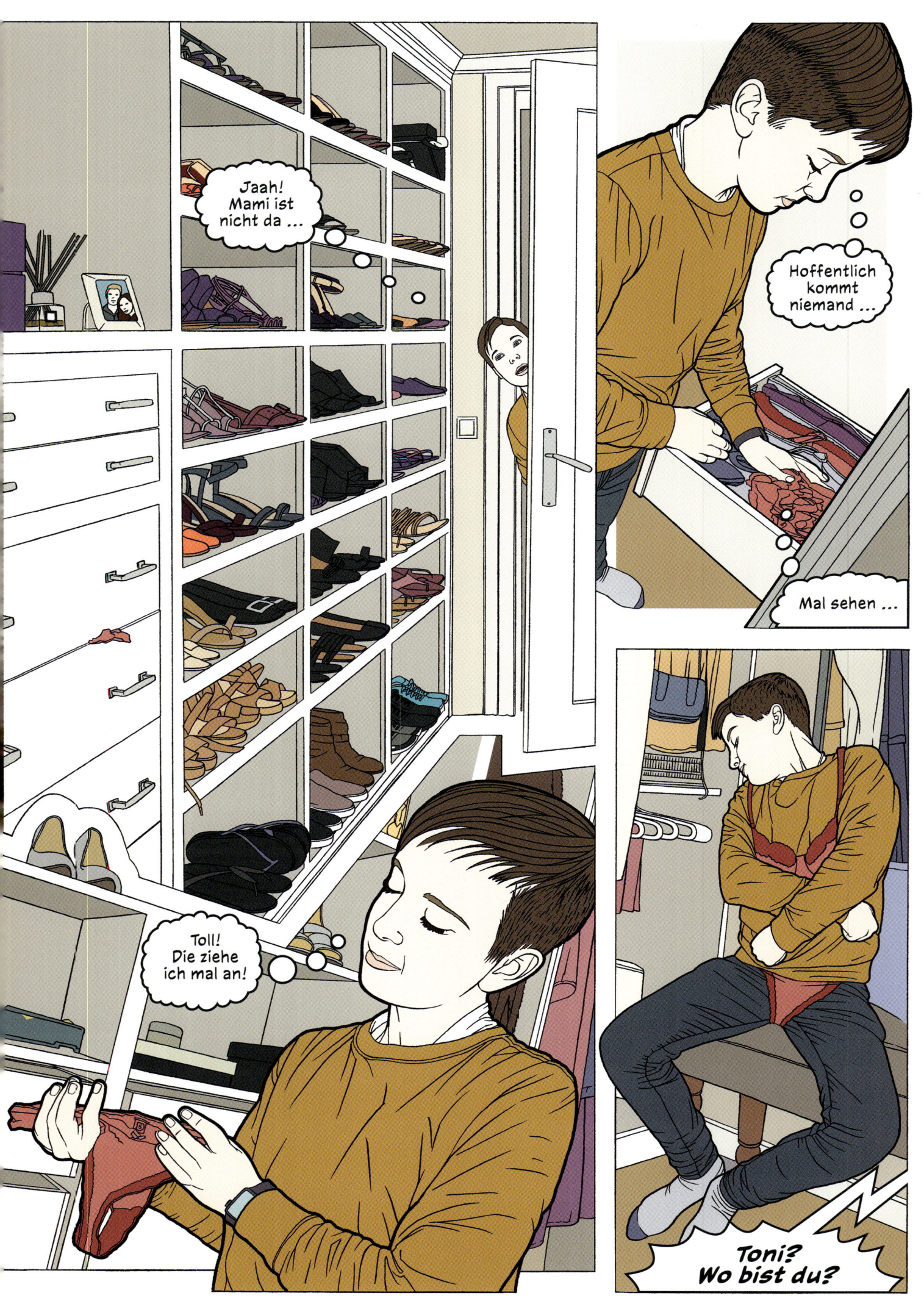

# Der Voyeur

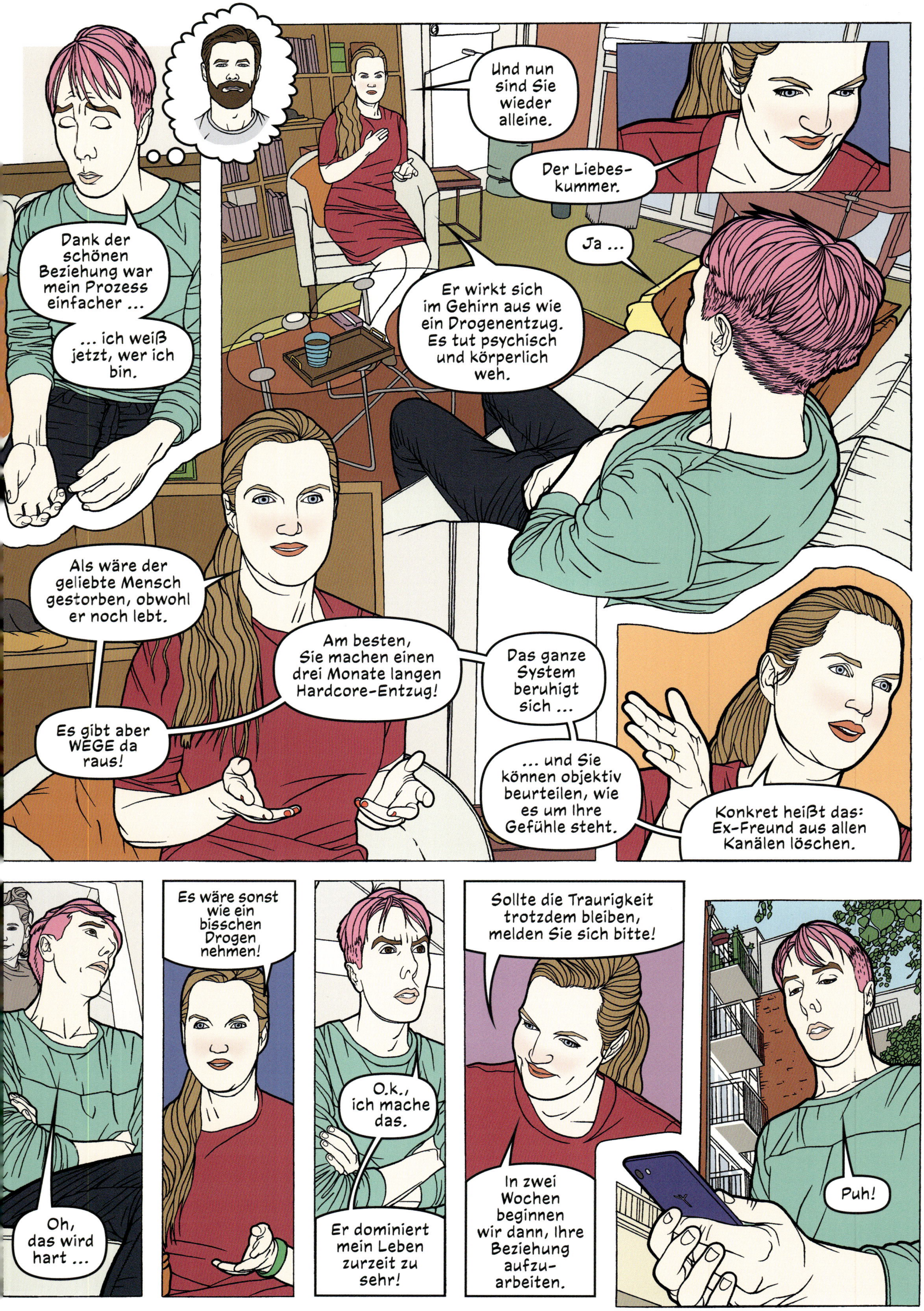

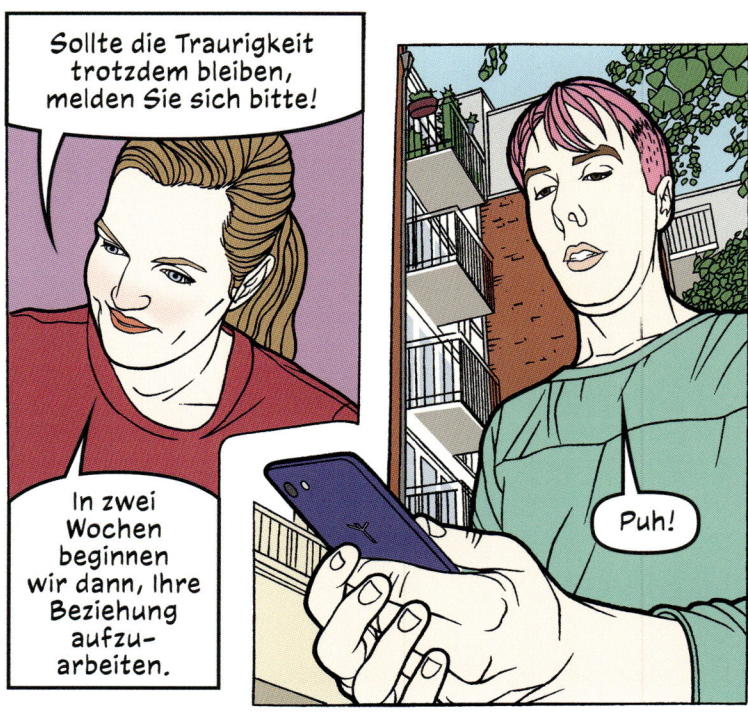

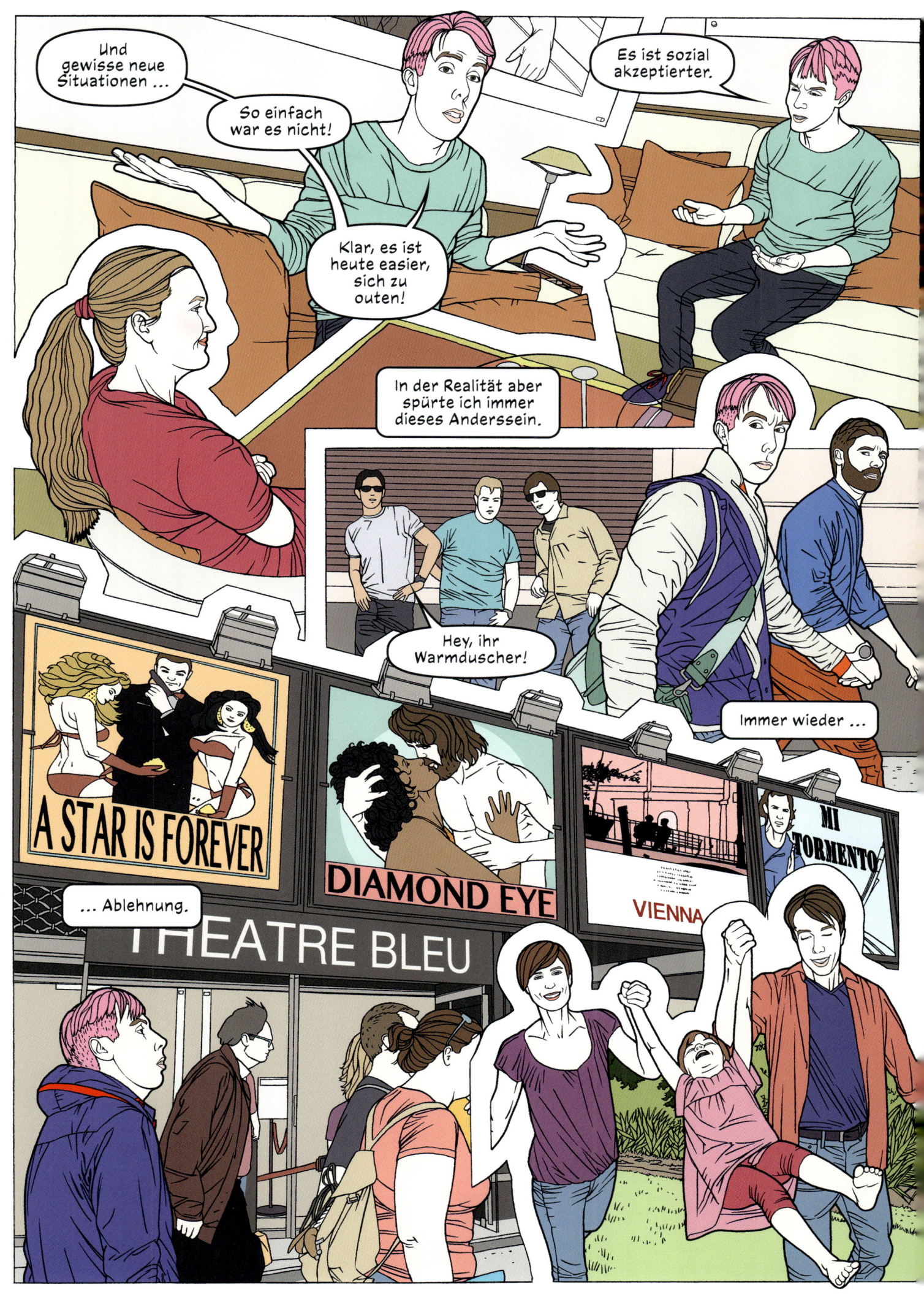

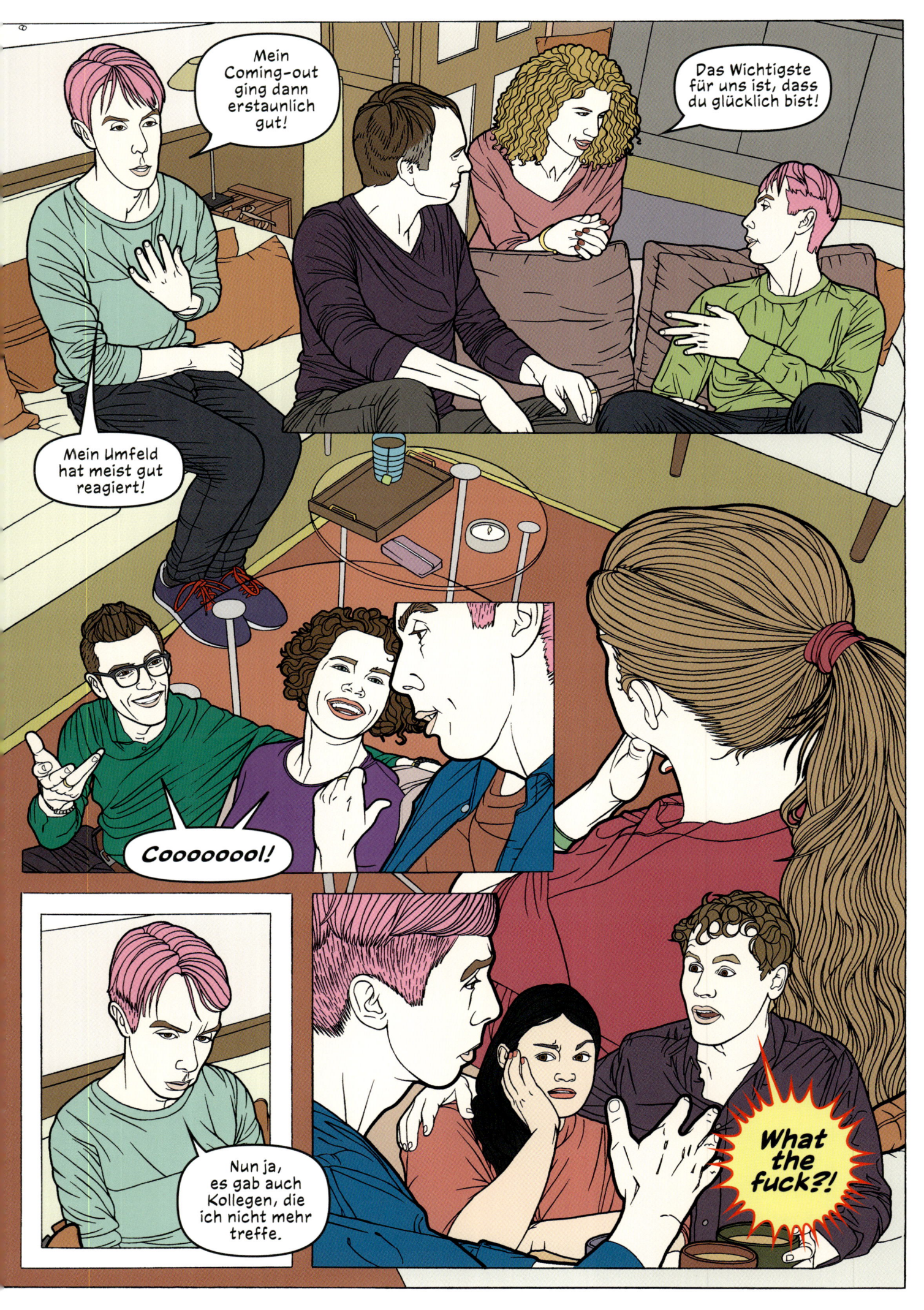

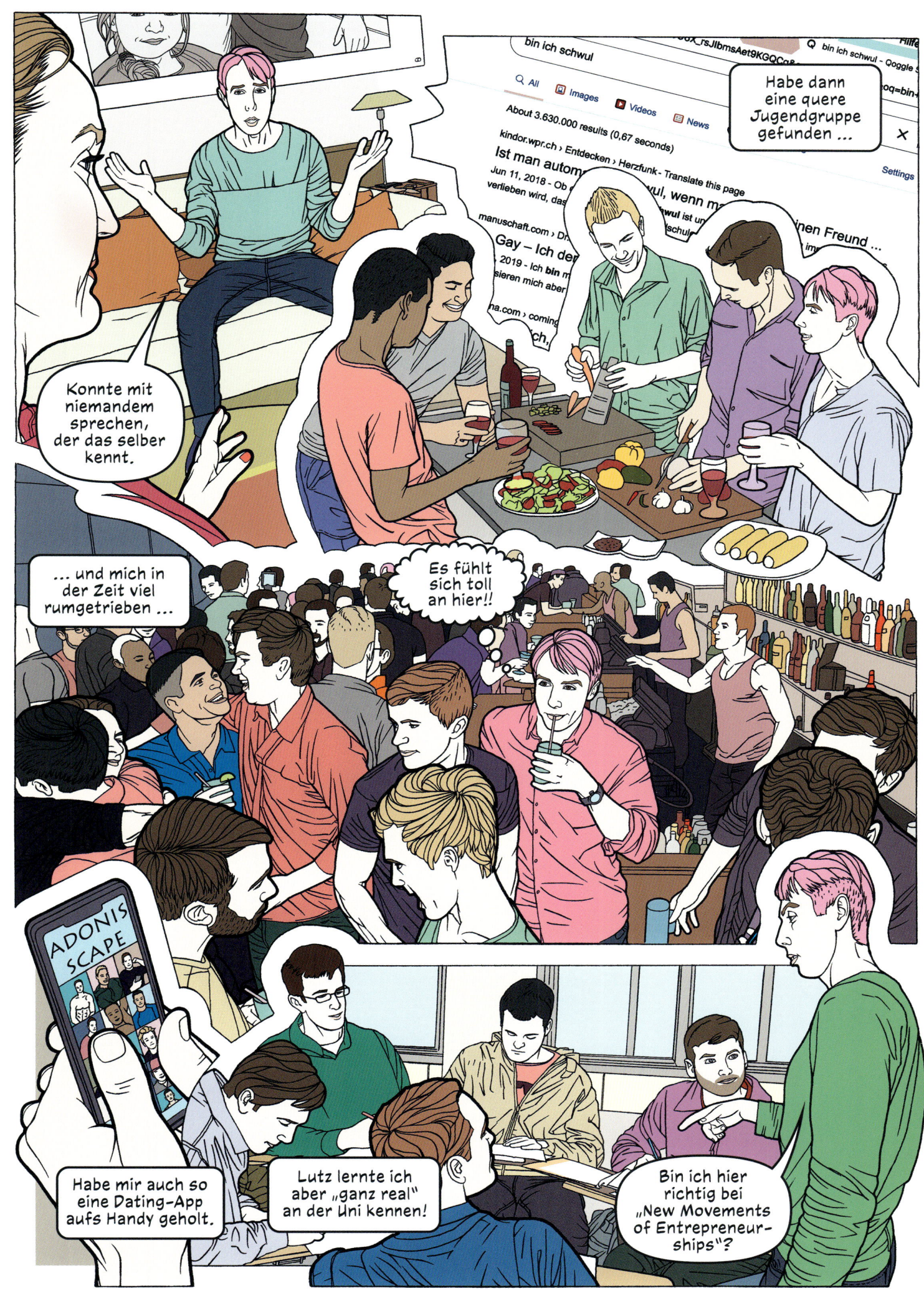

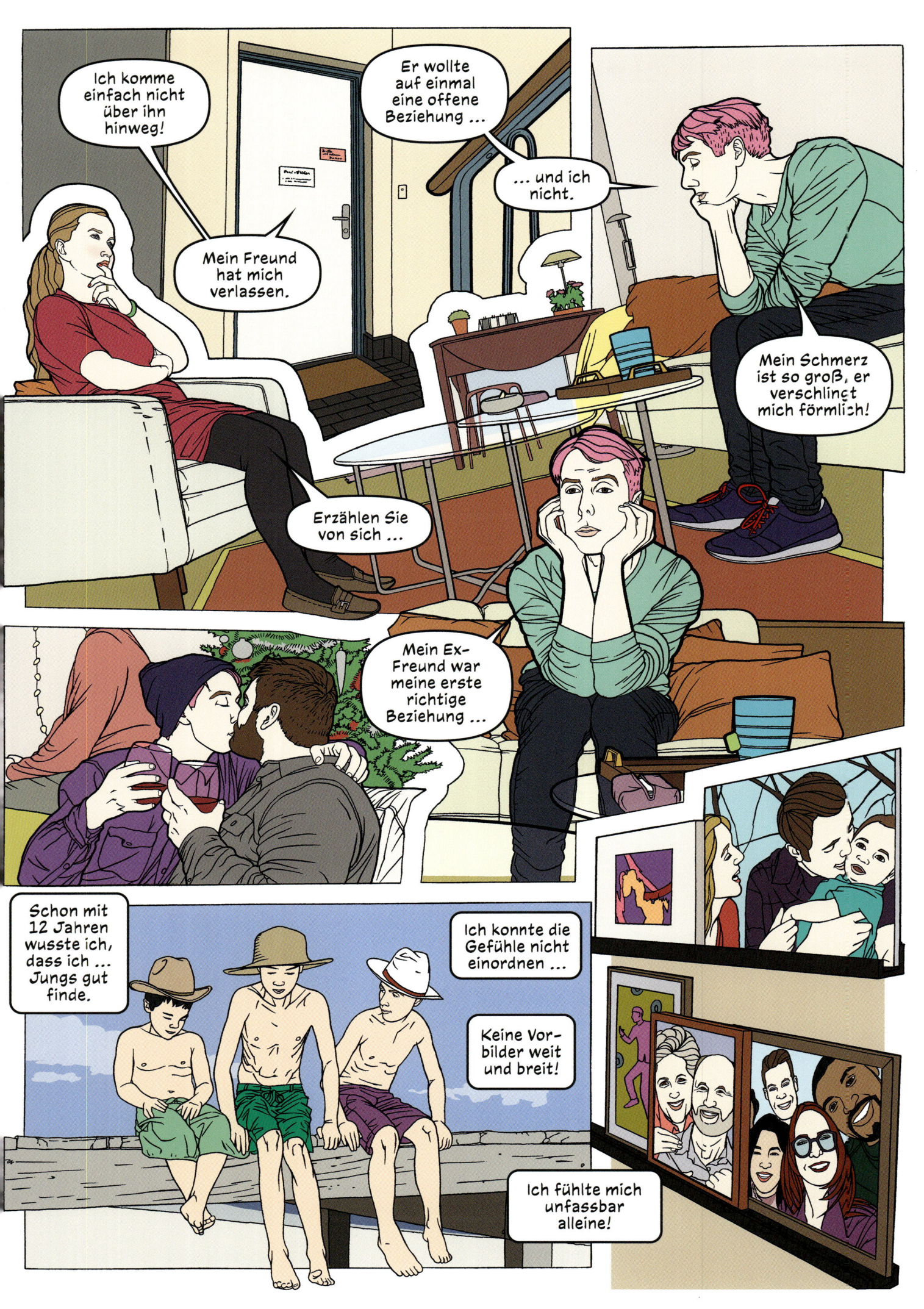

# Liebeskummer

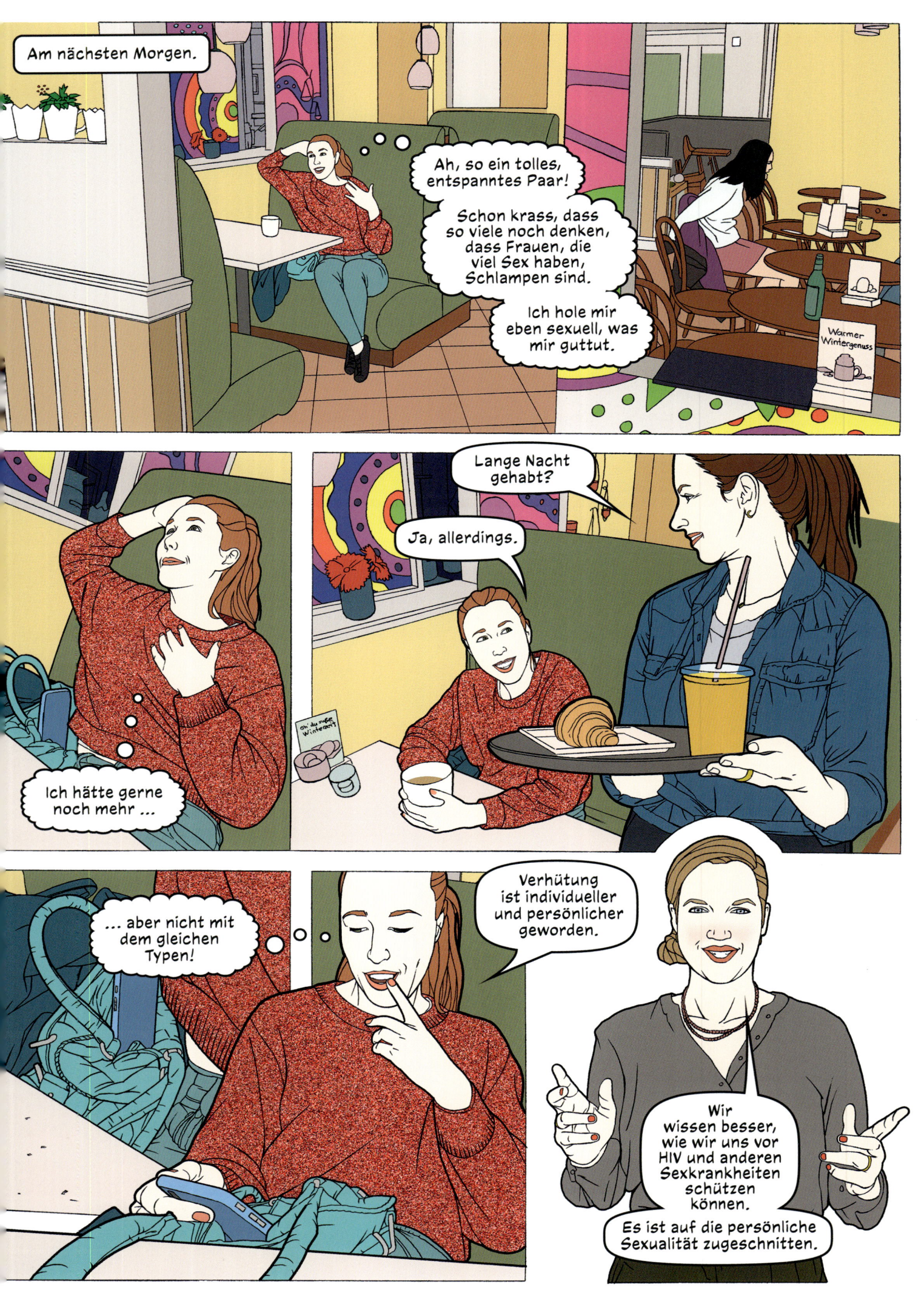

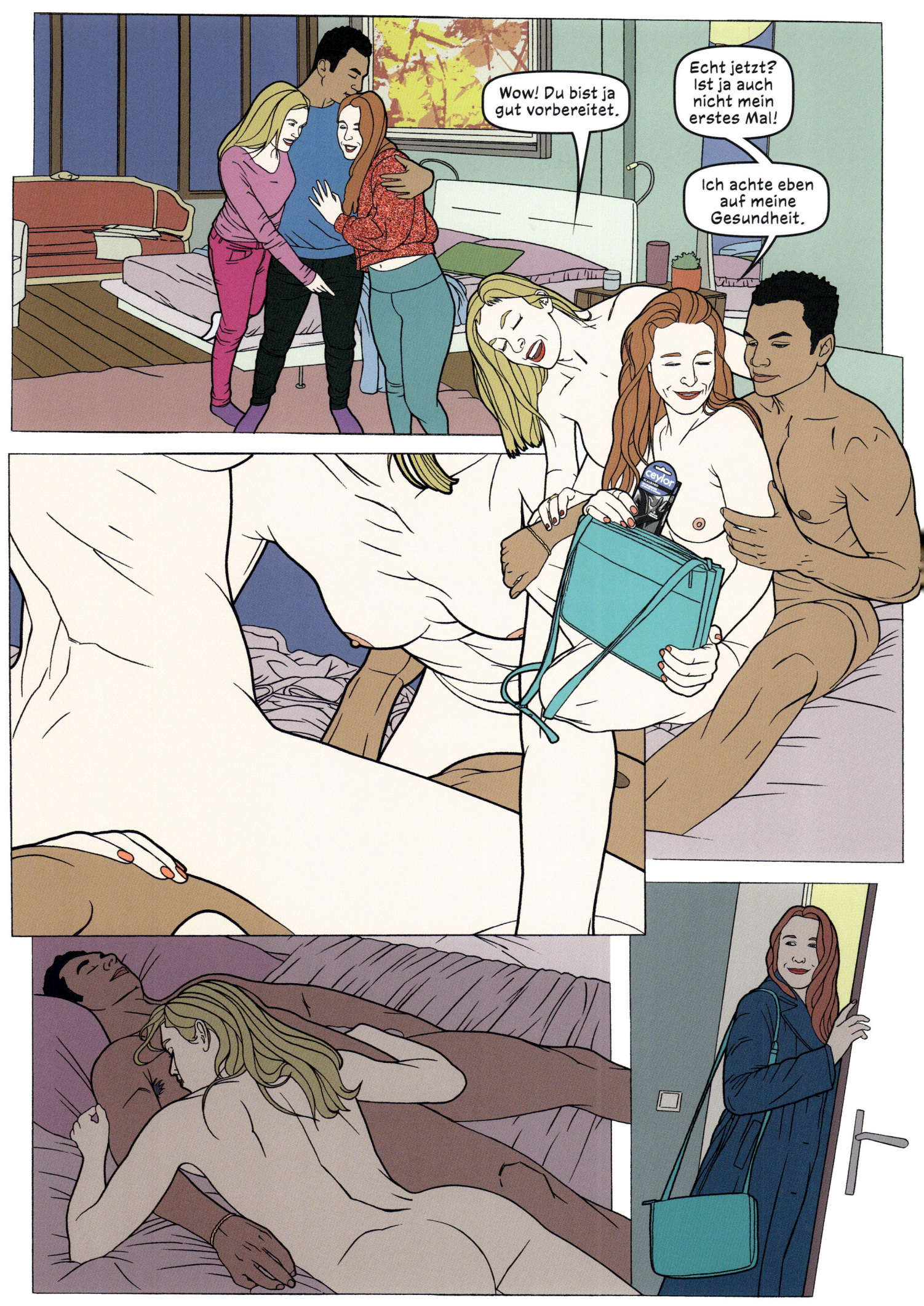

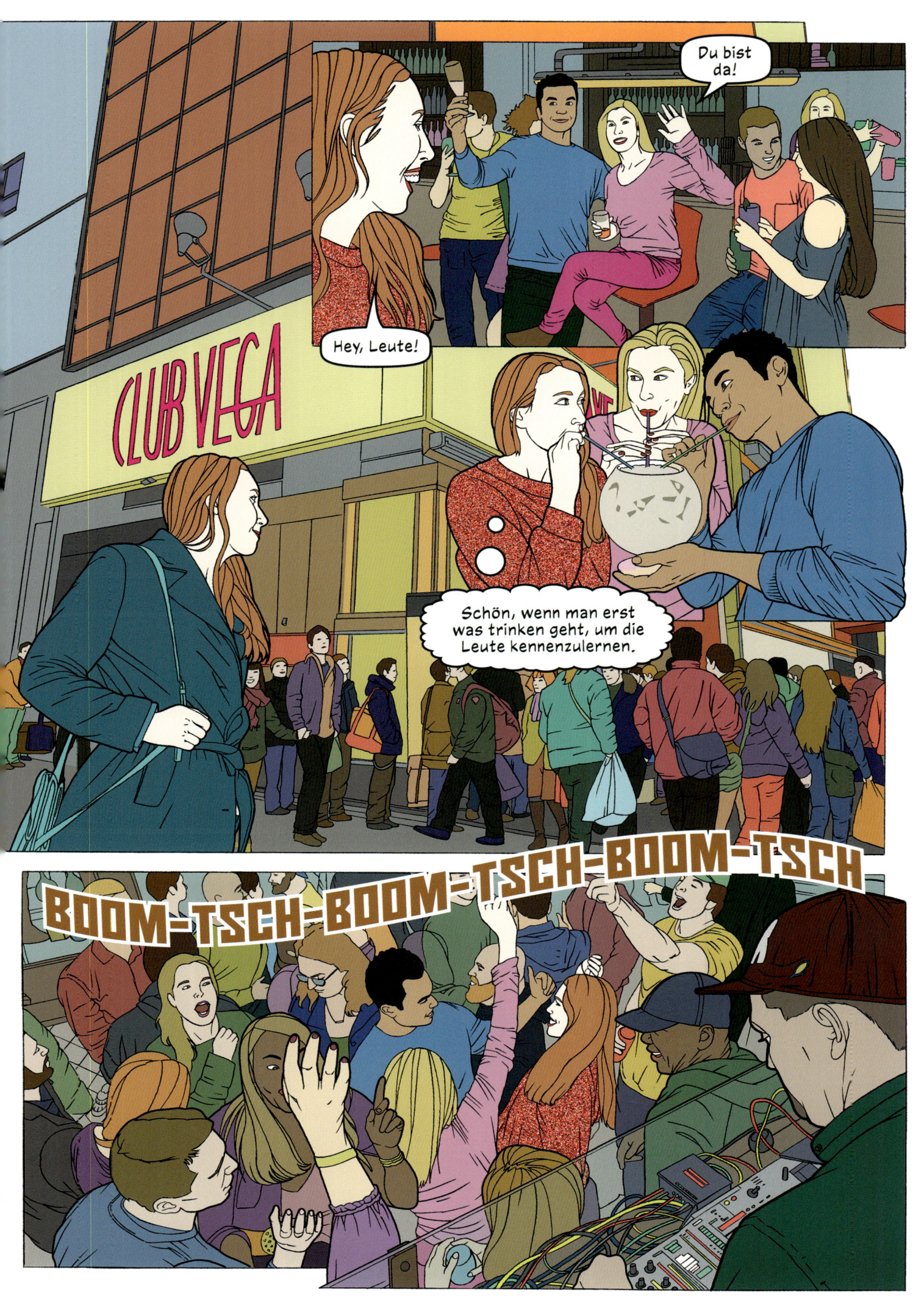

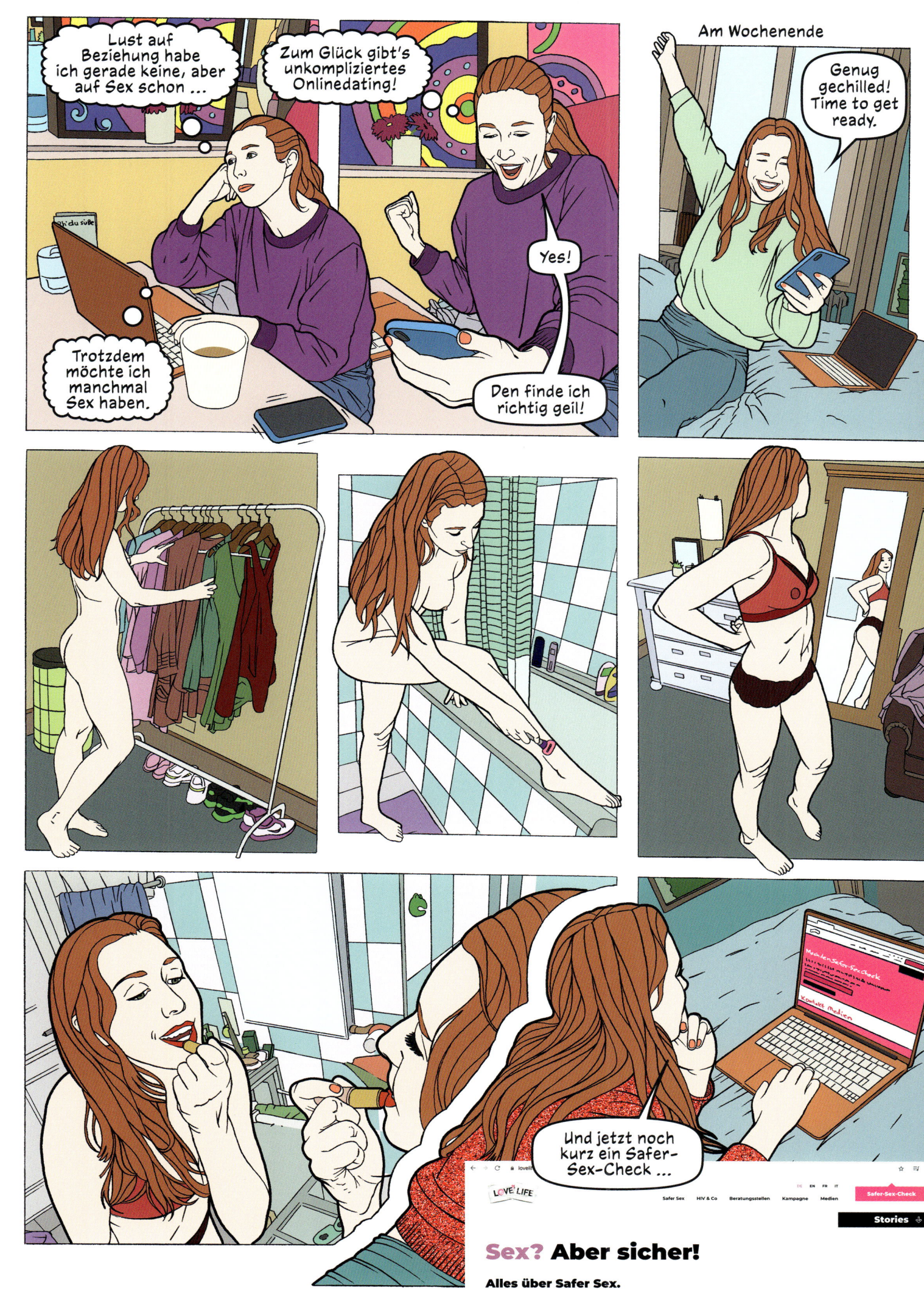

# Safer Sex

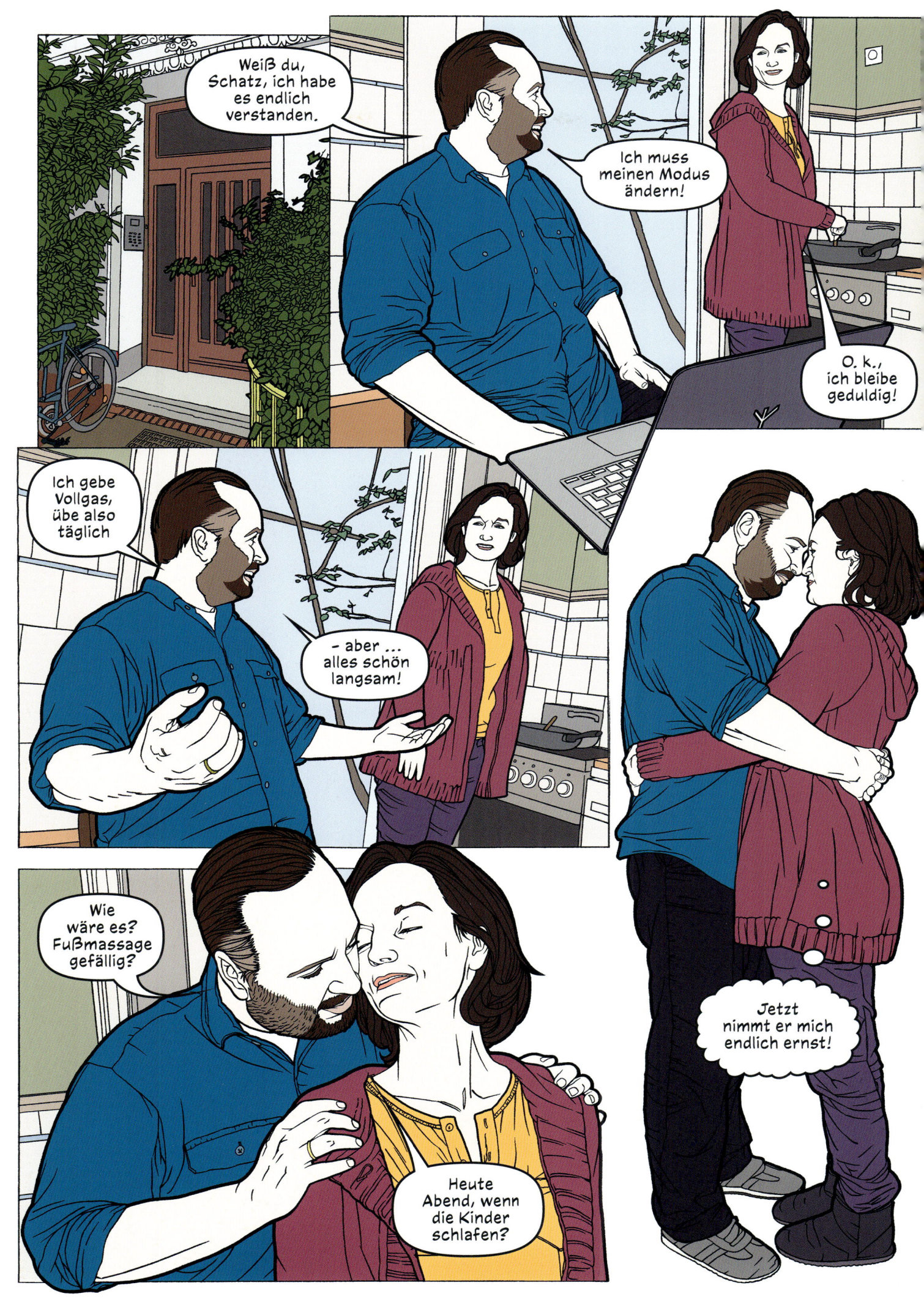

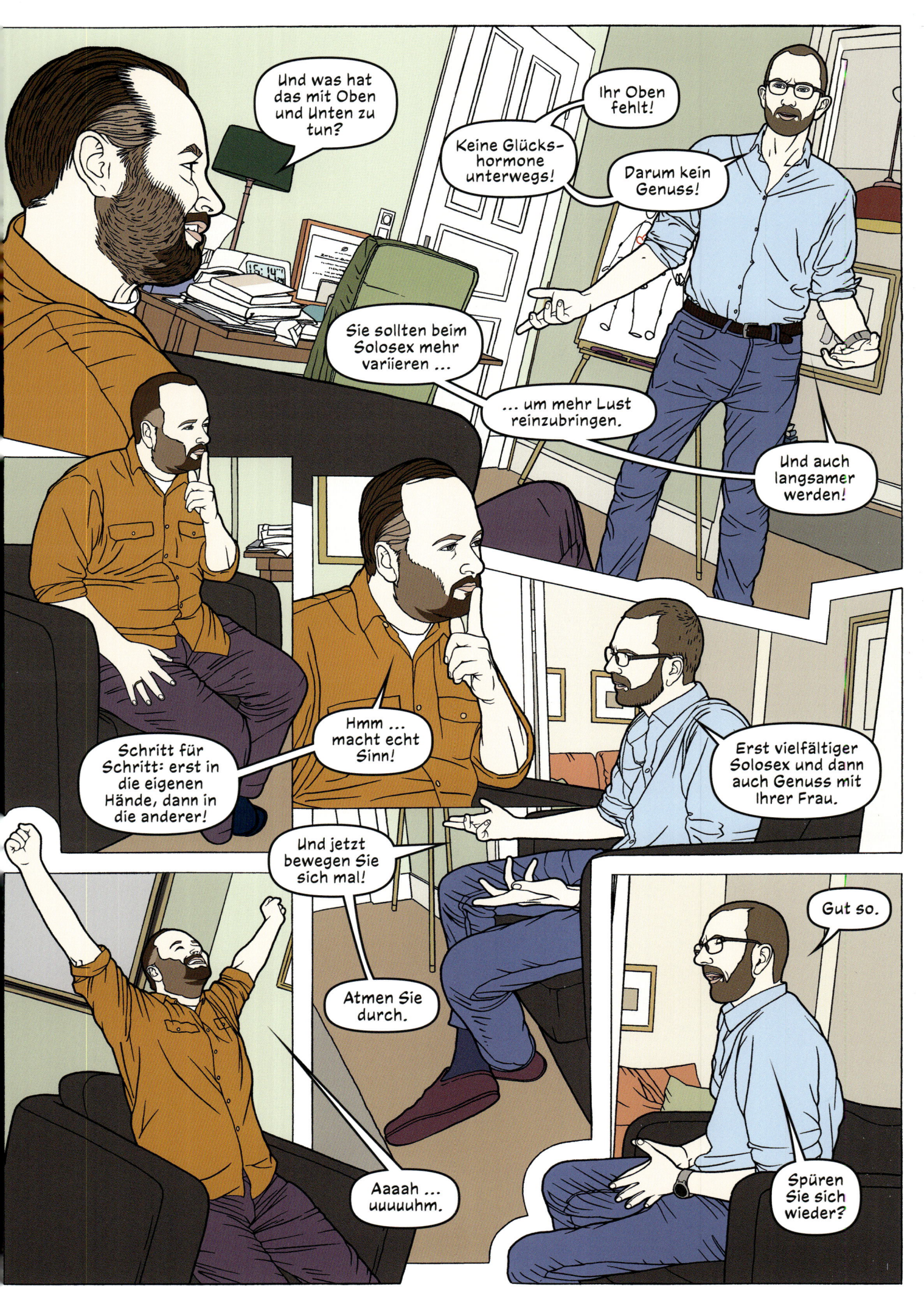

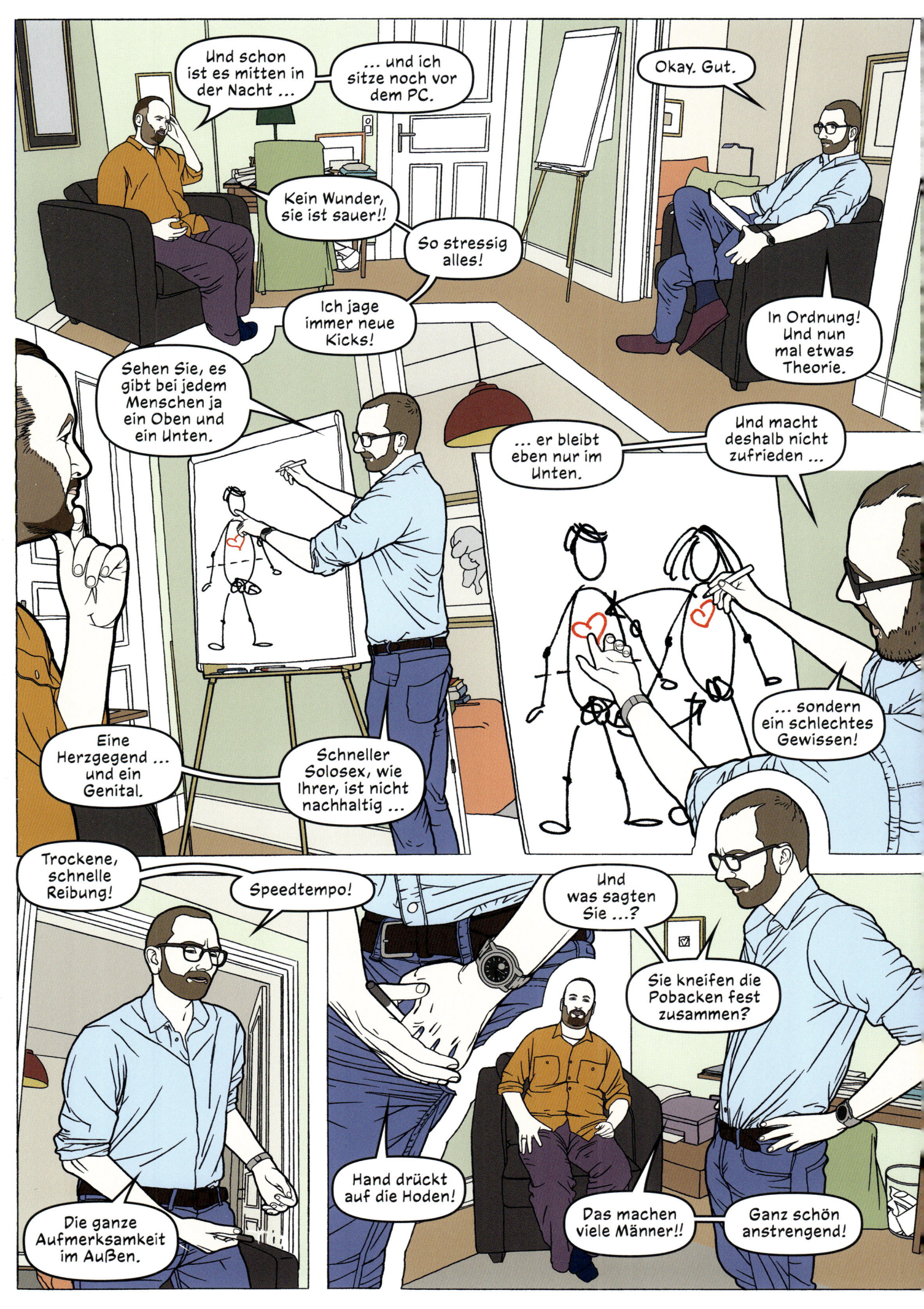

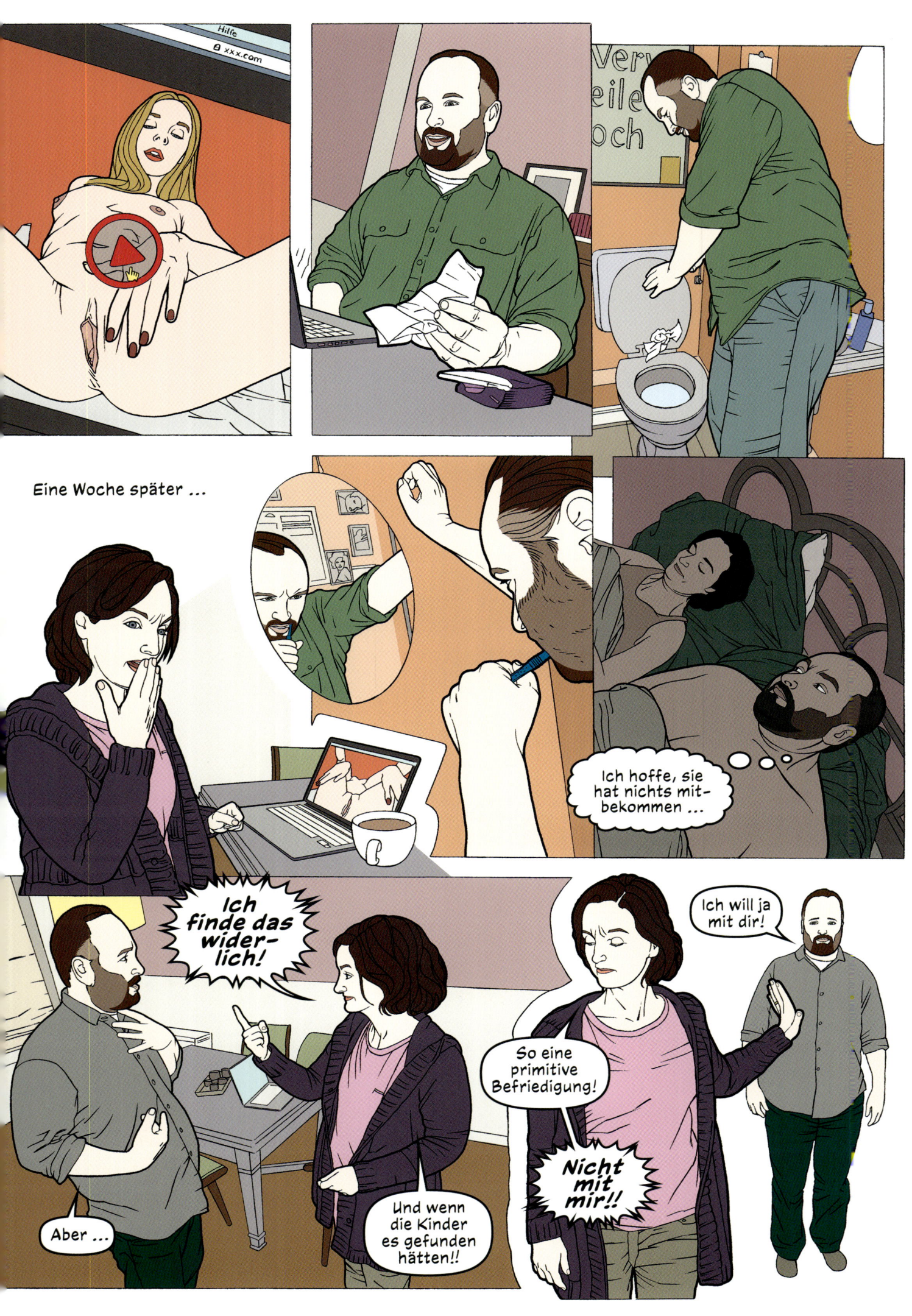

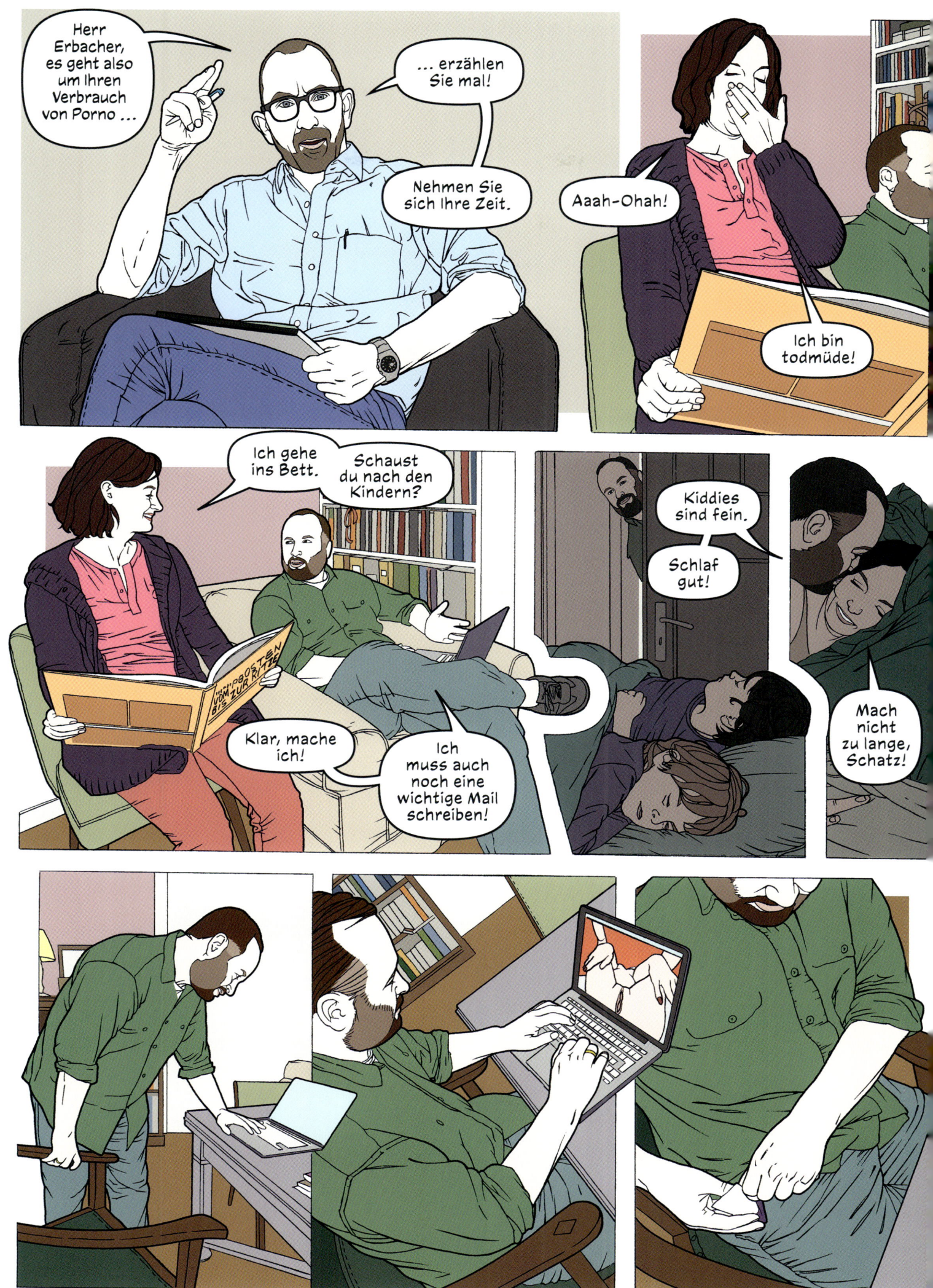

# Pornostress

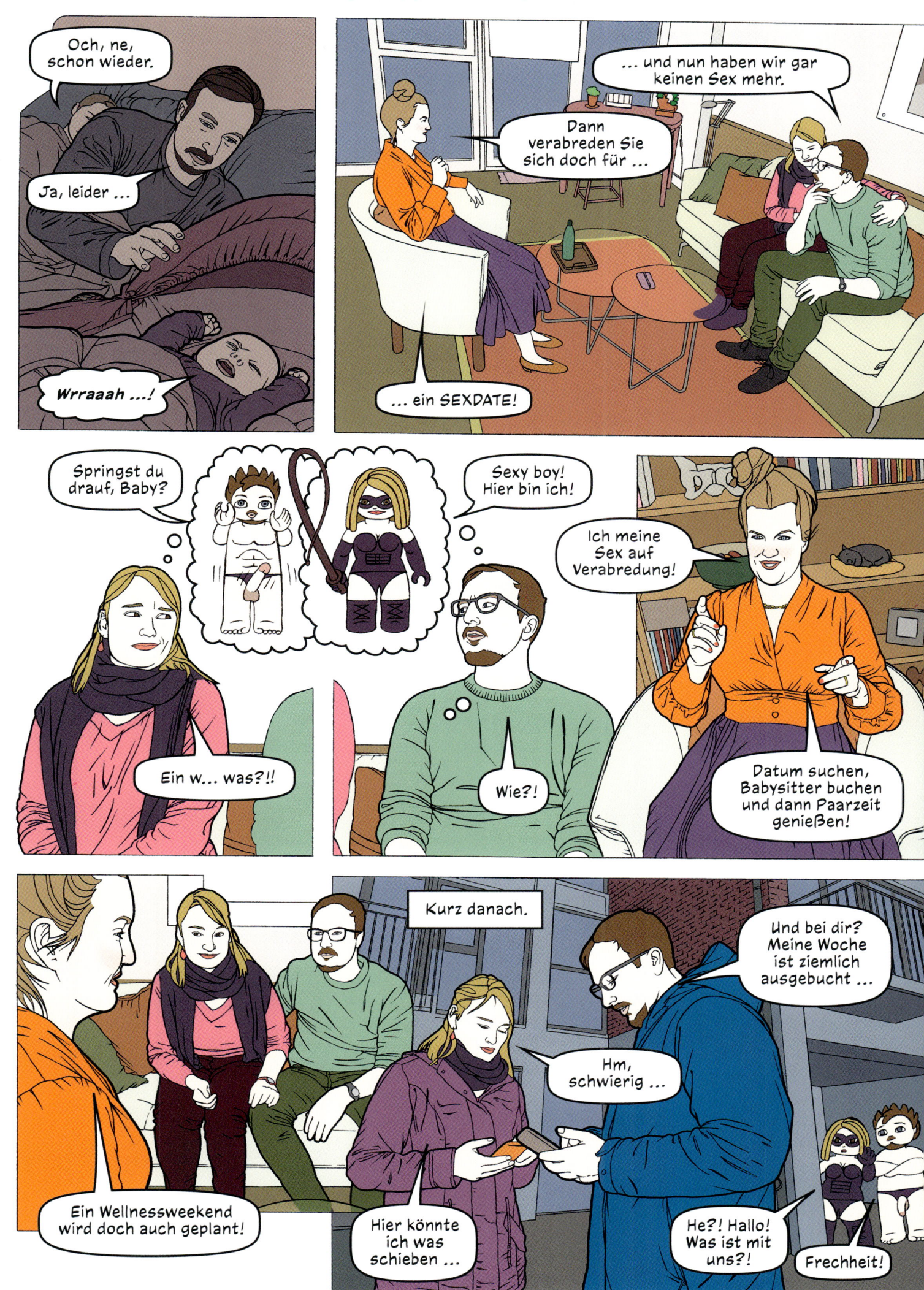

# Sexdate

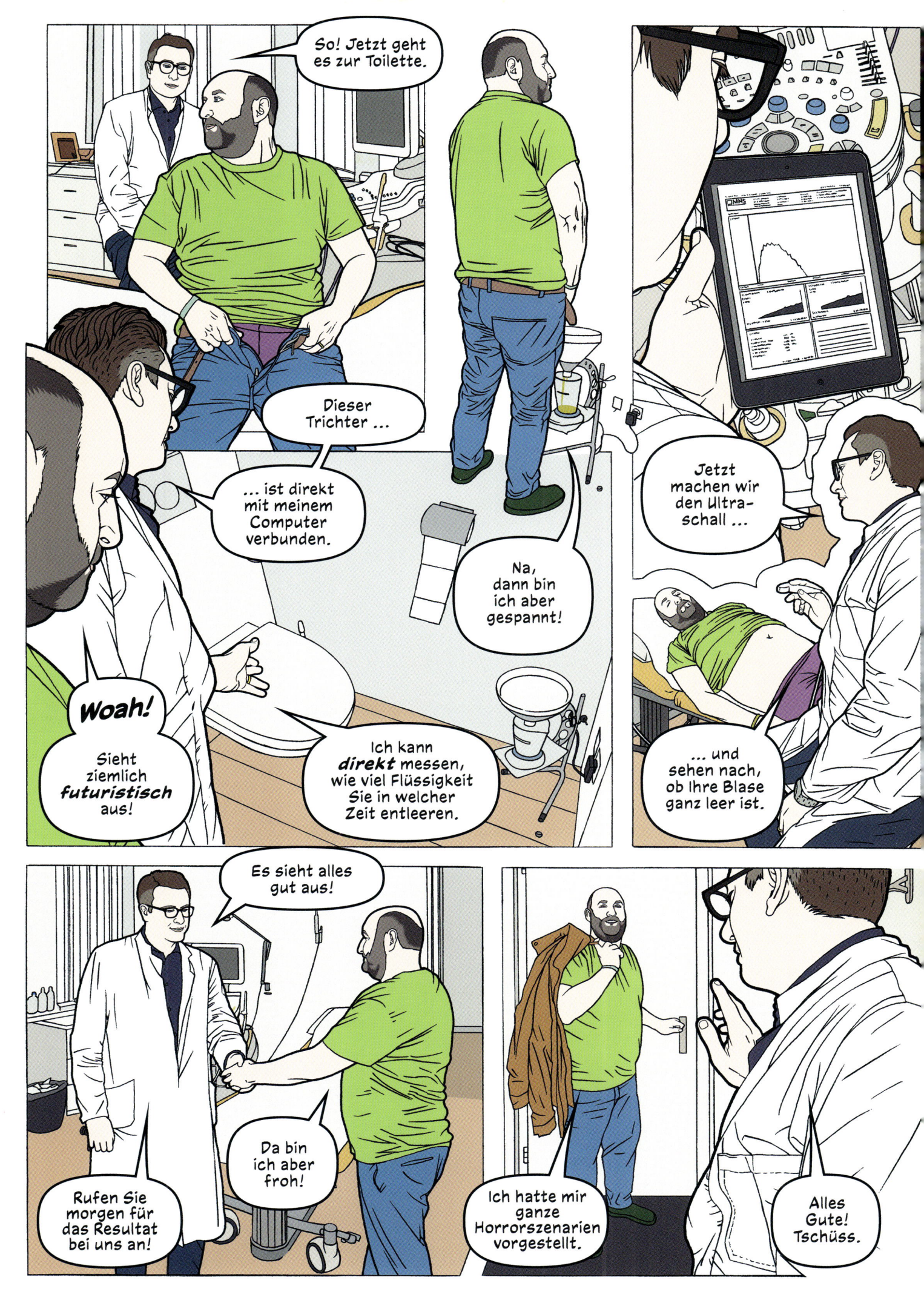

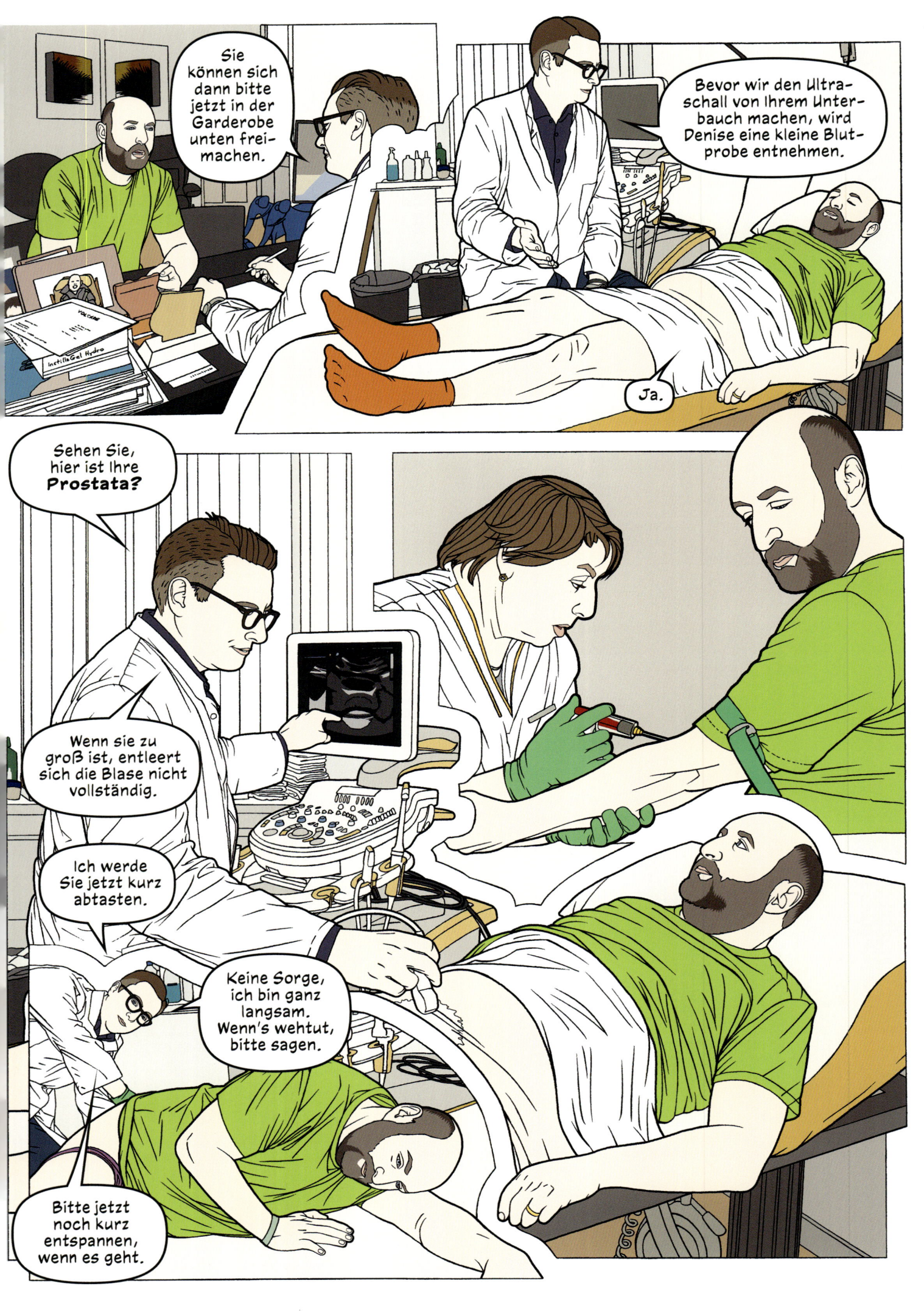

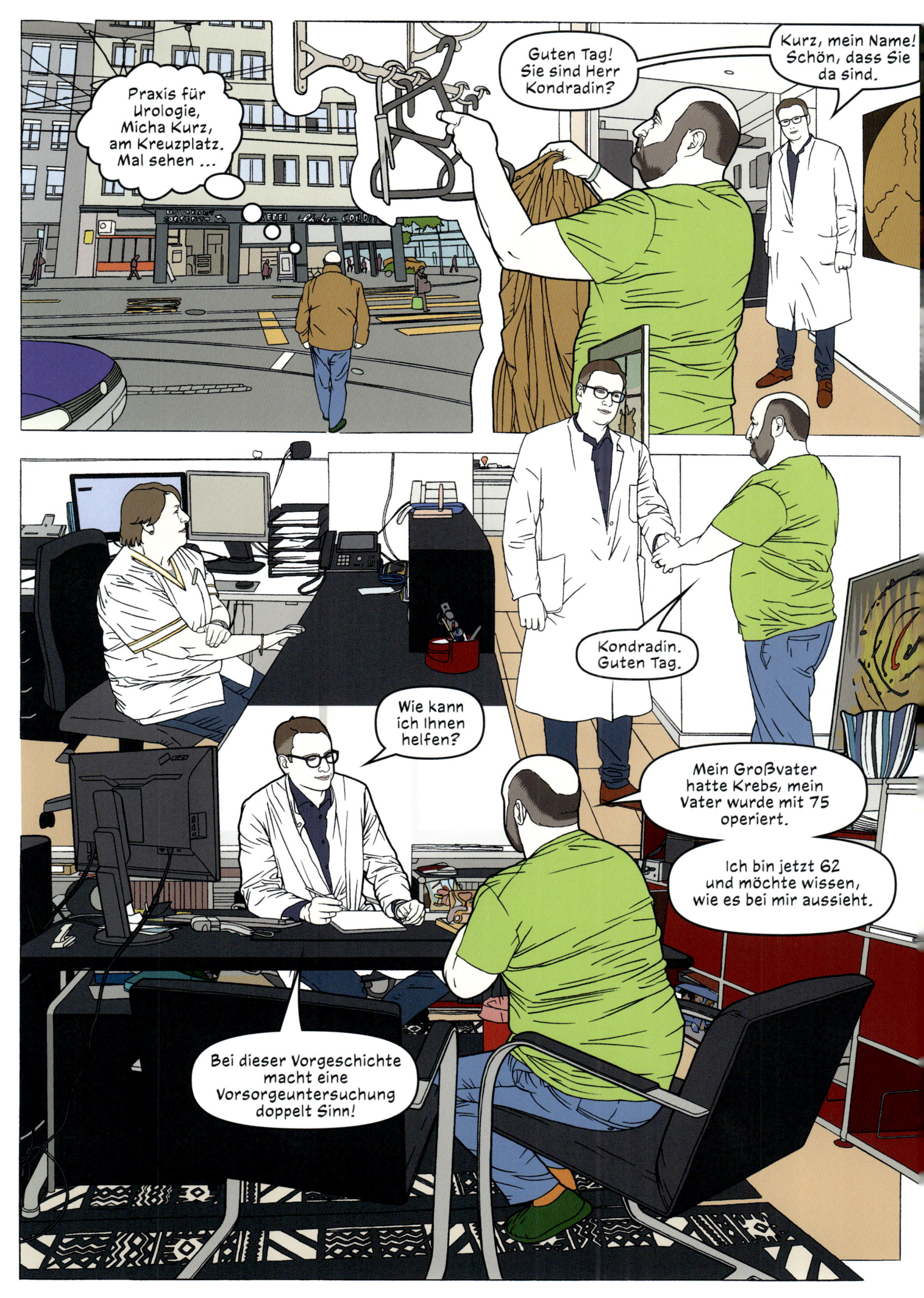

# Der Urologe

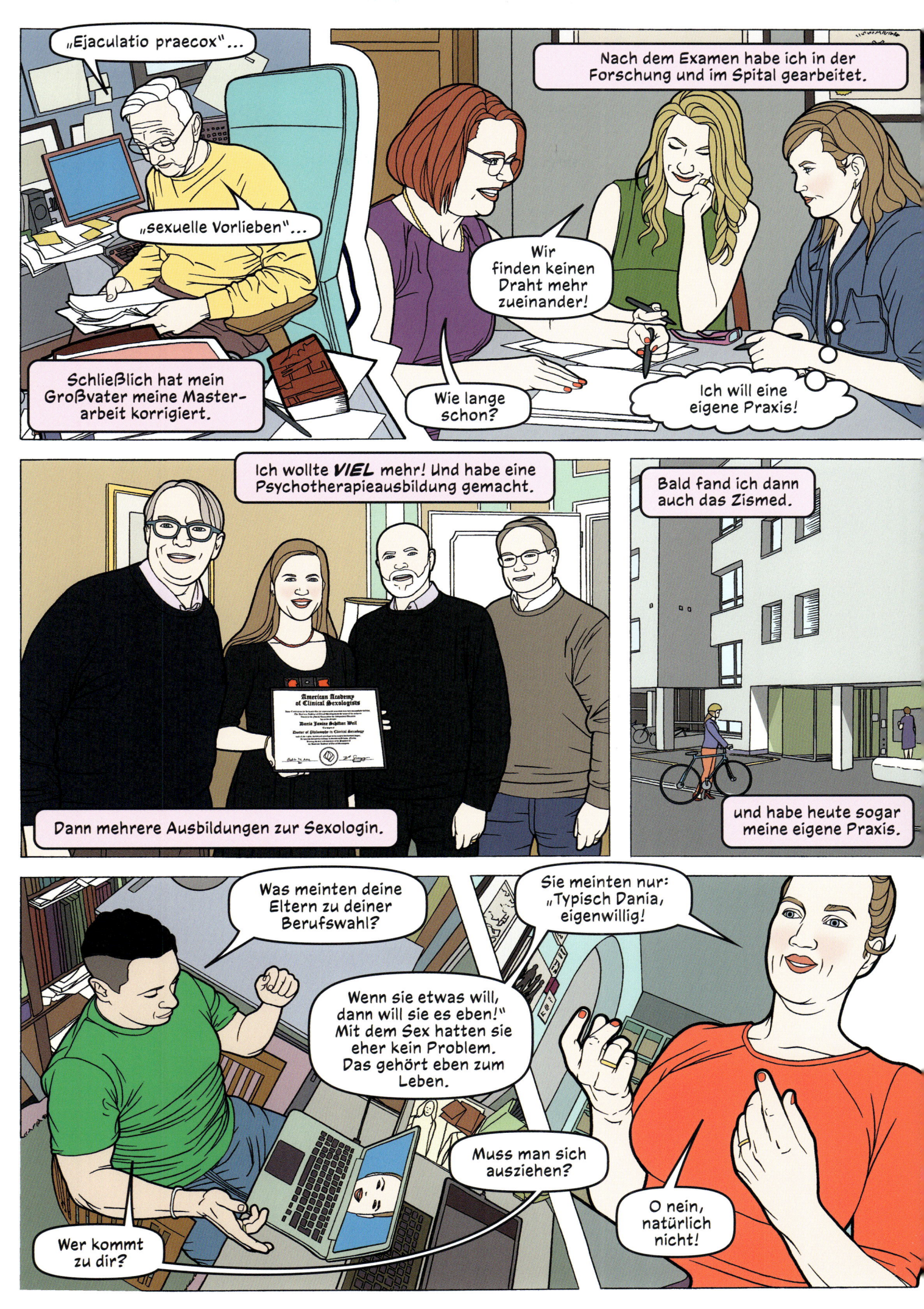

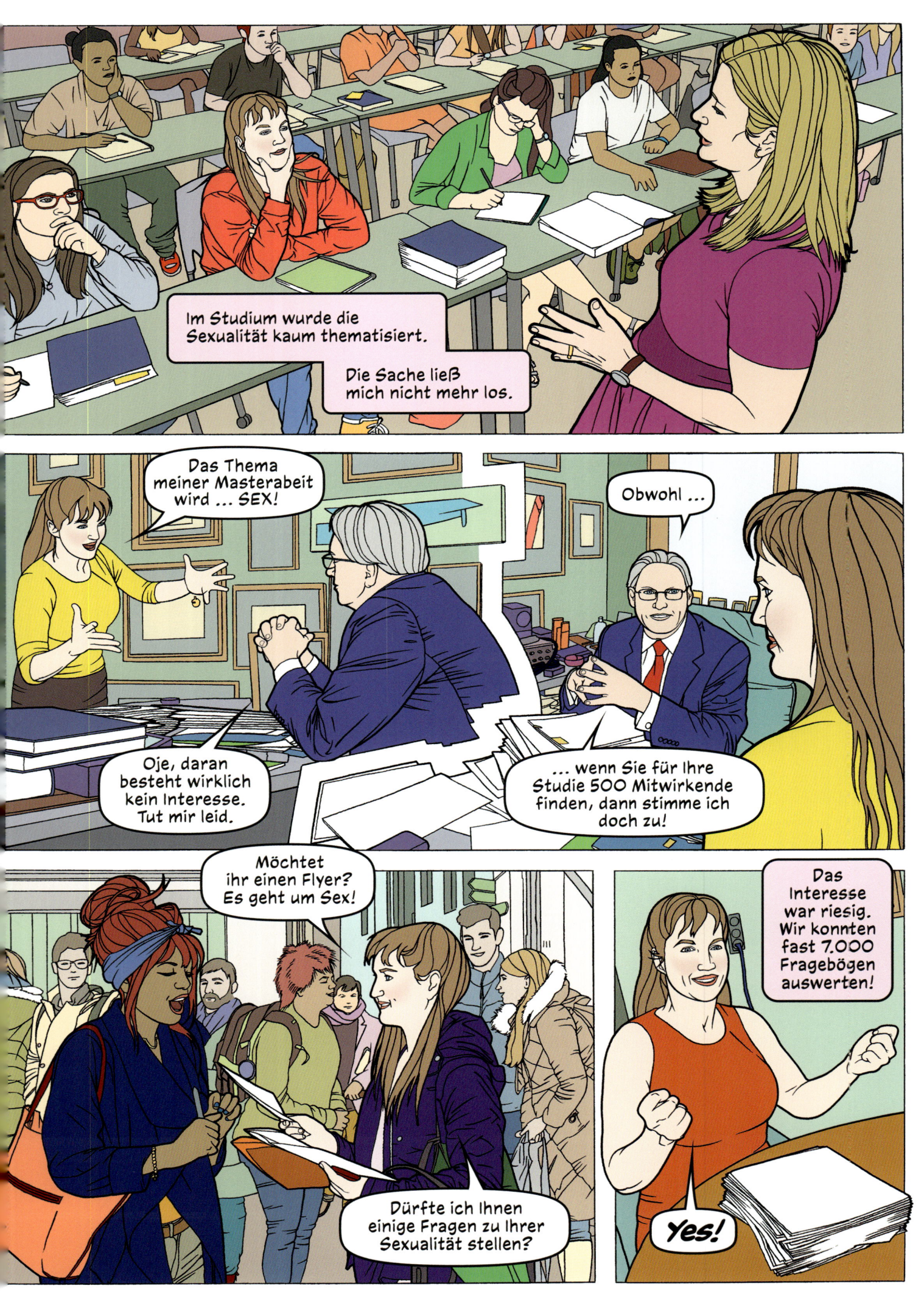

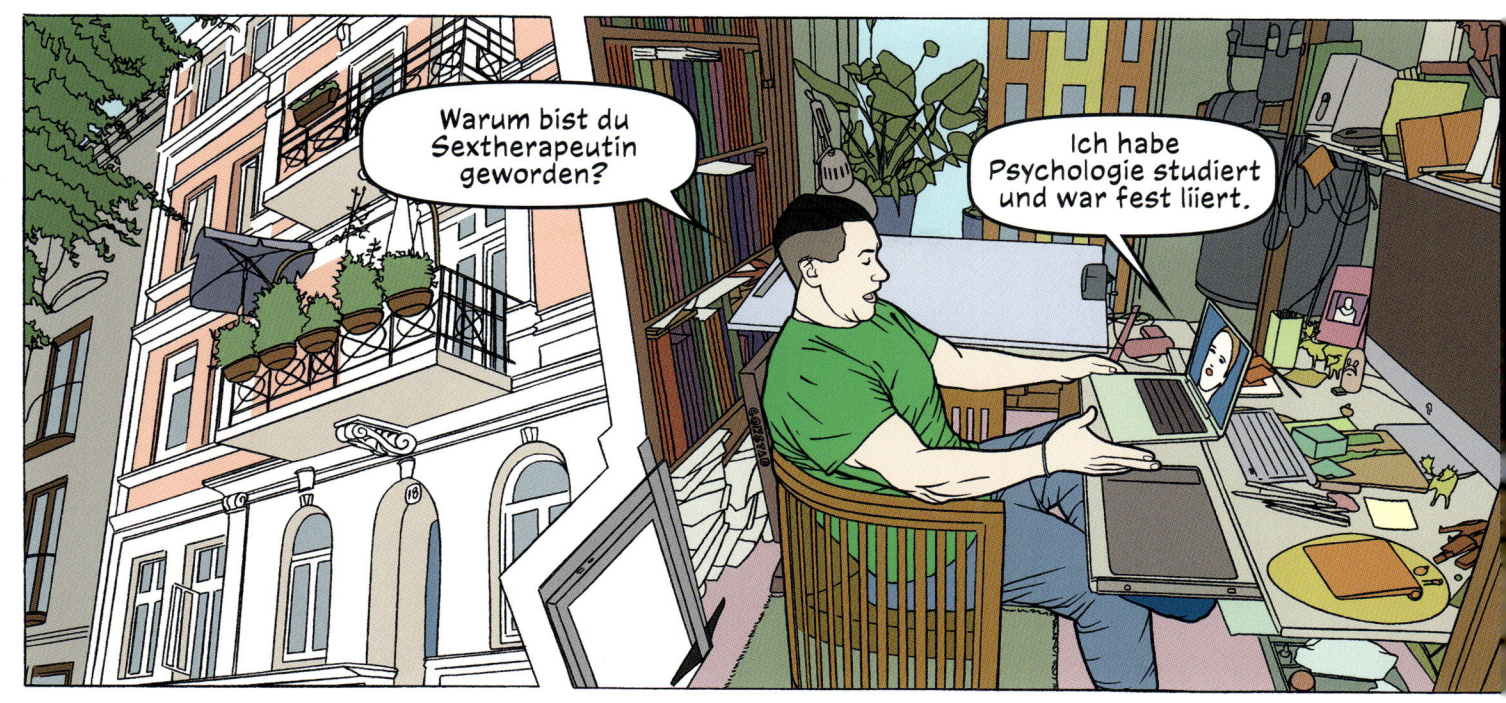
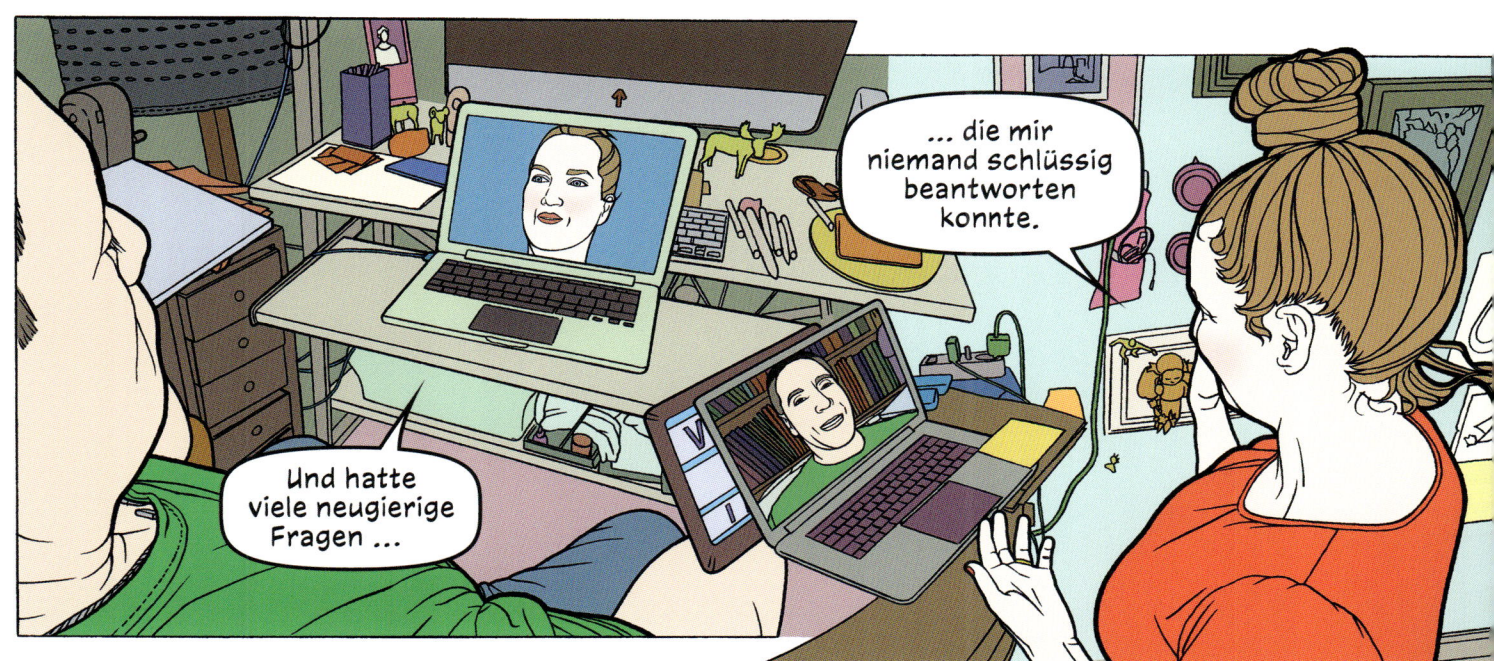
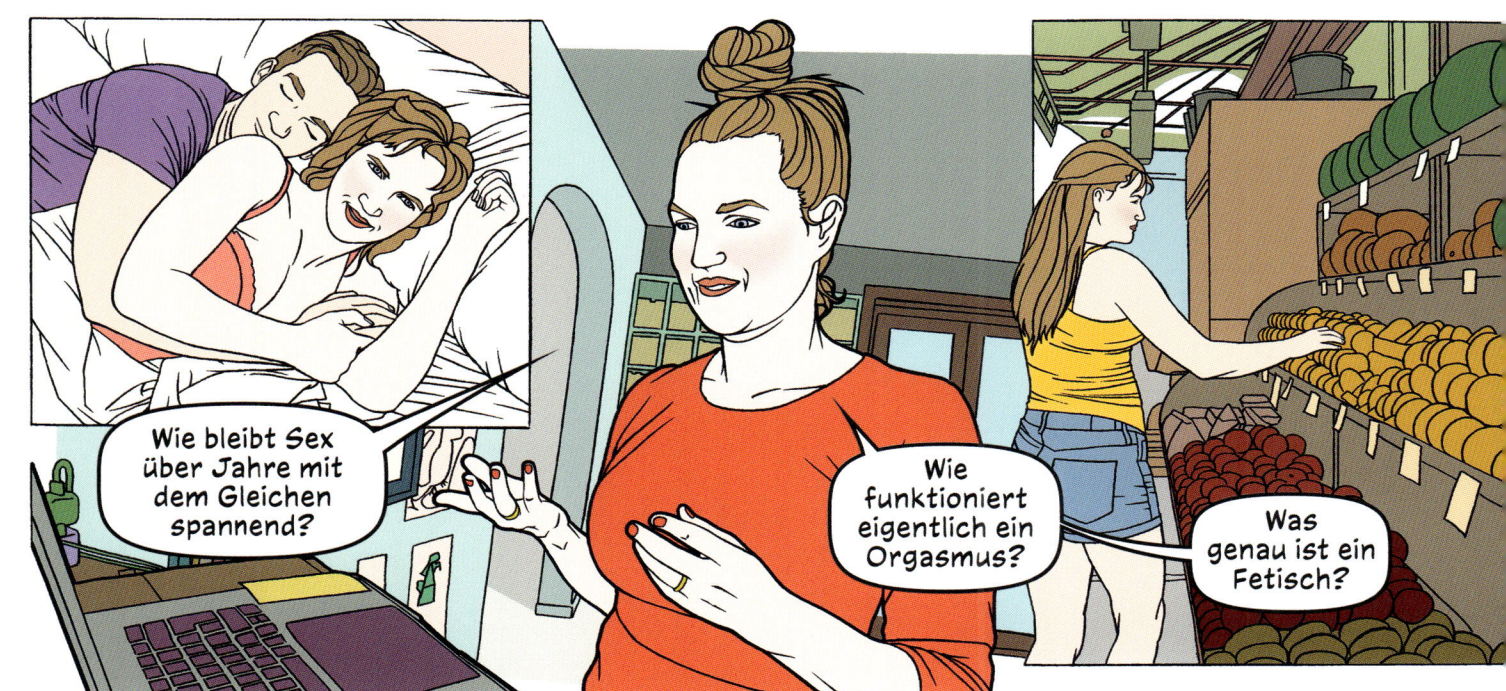

# Sexologin, echt jetzt?

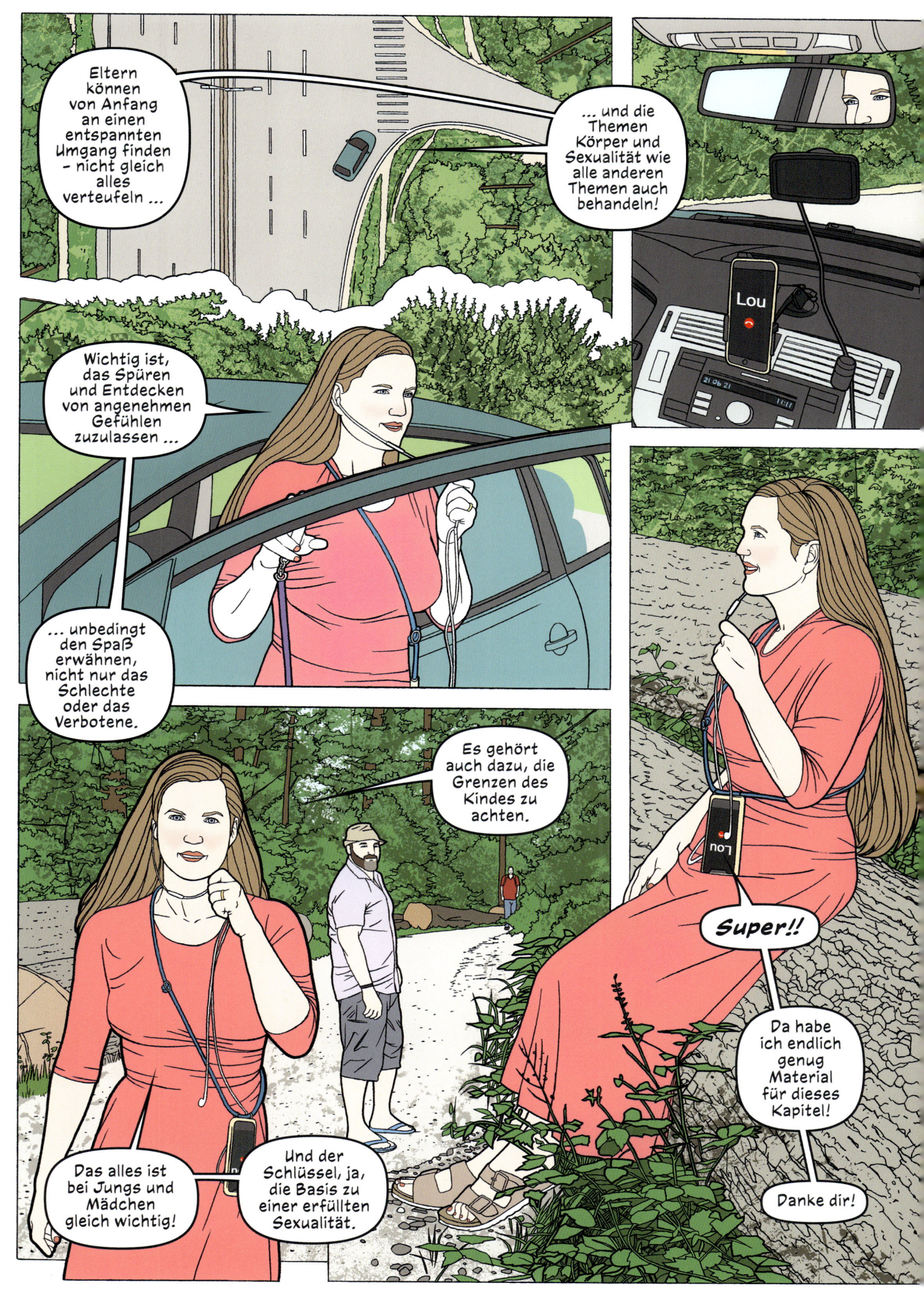

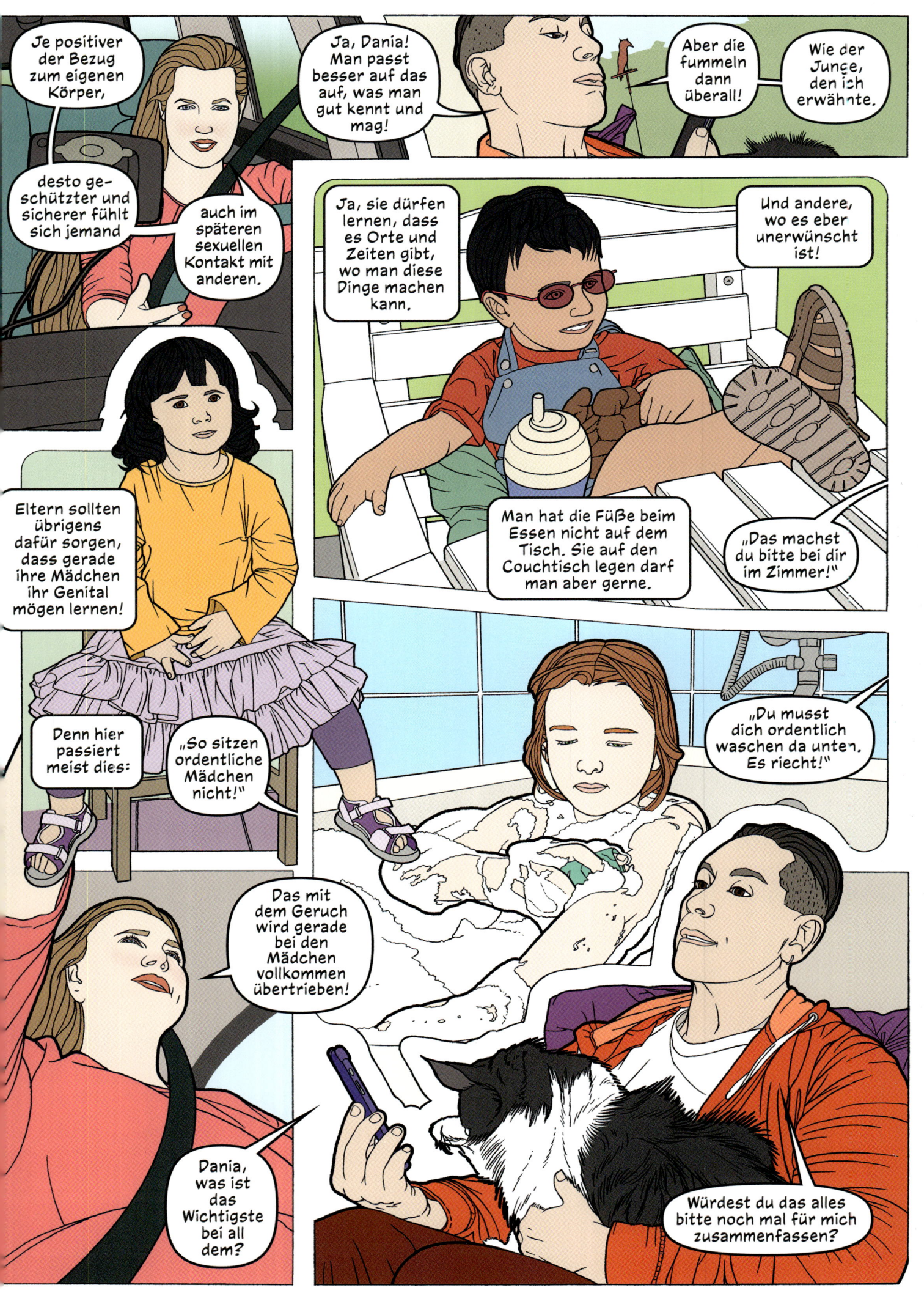

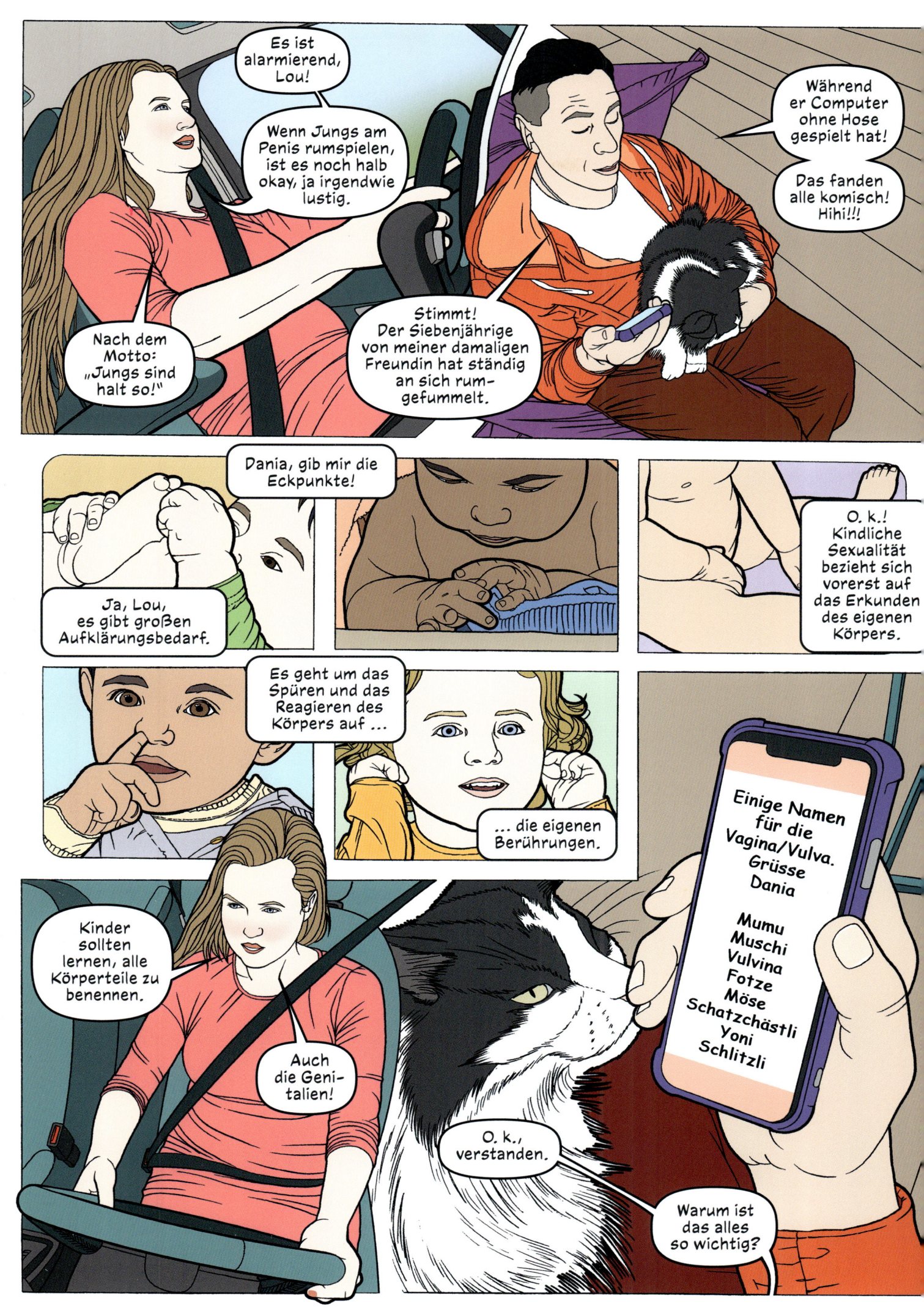

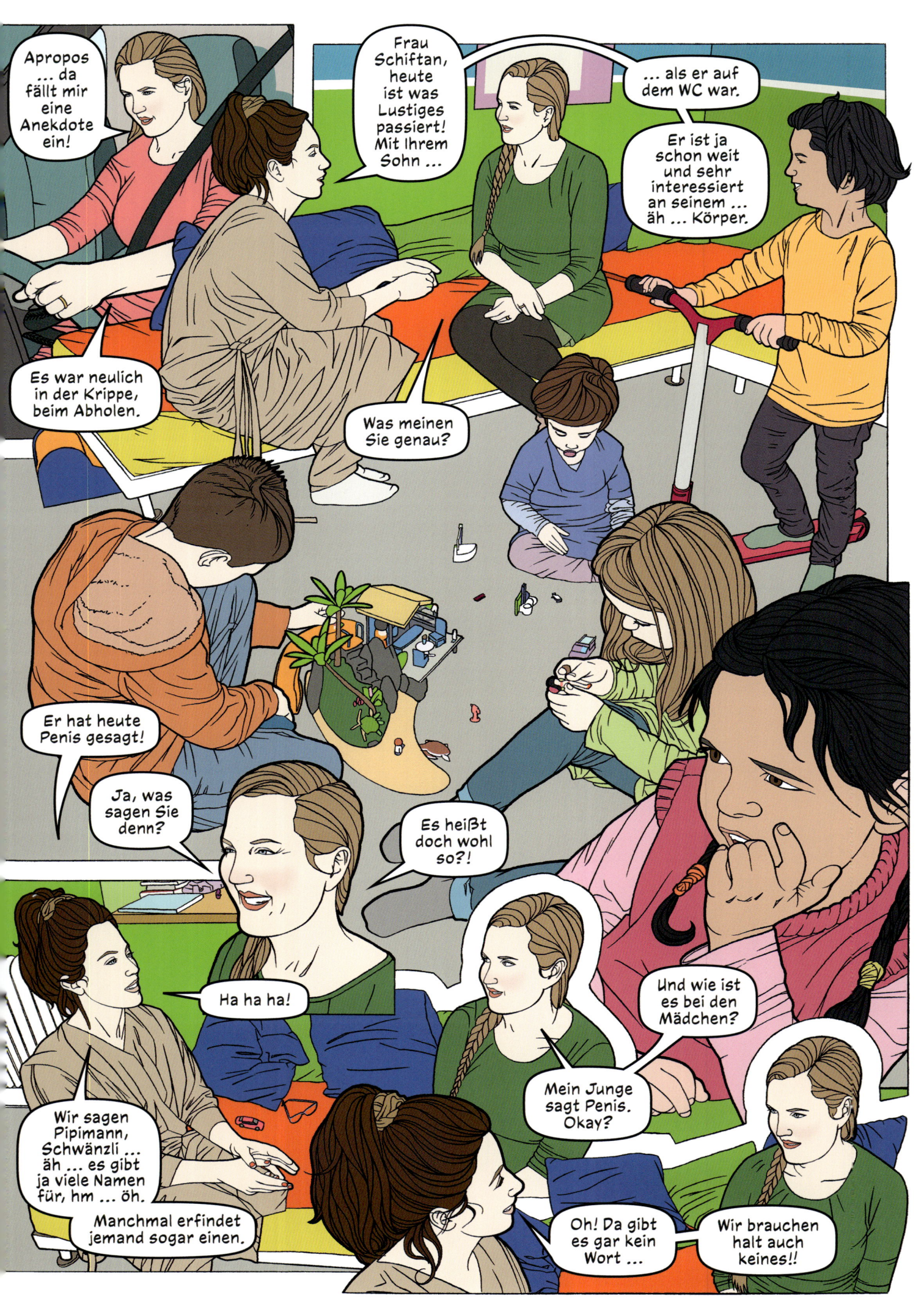

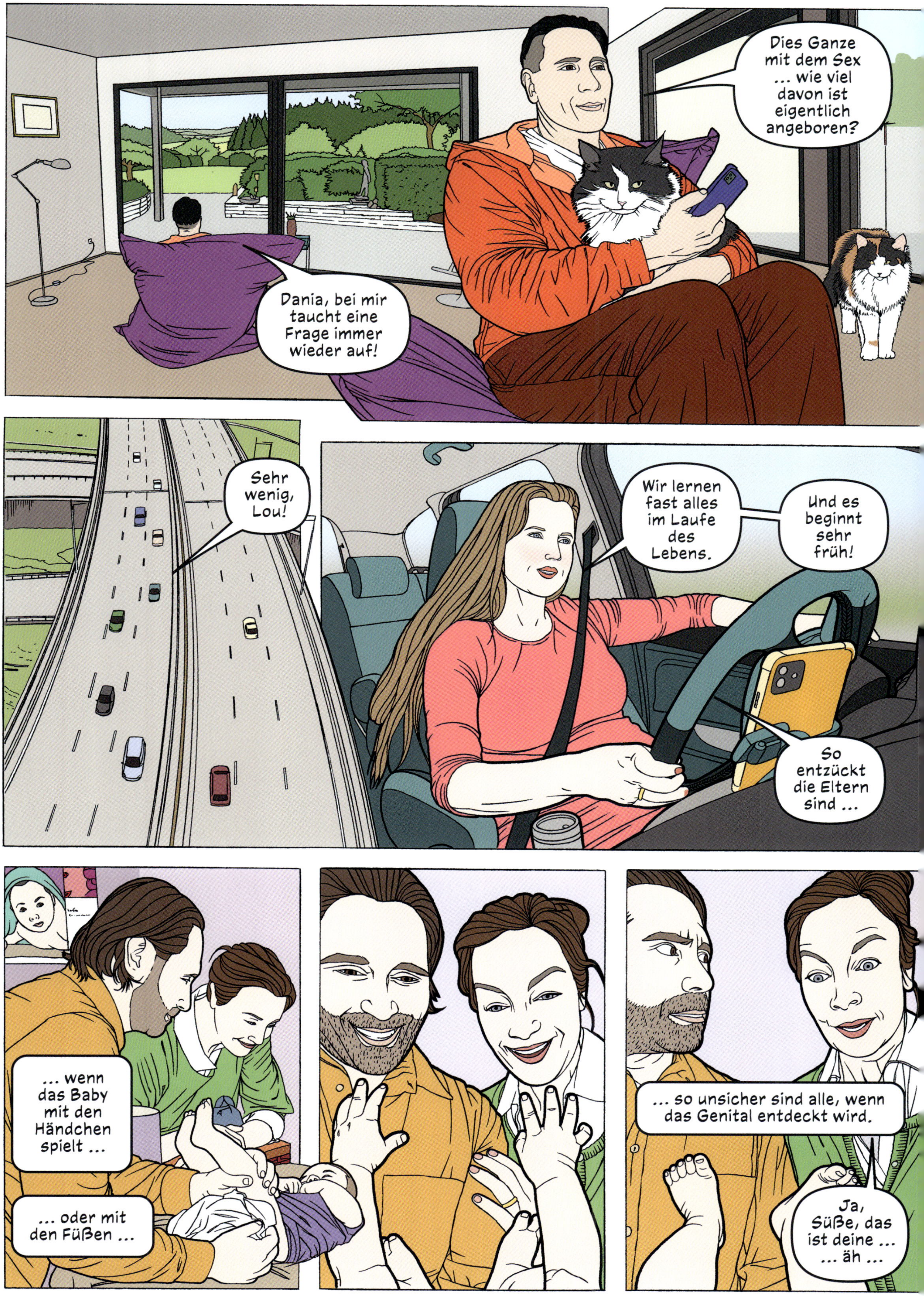

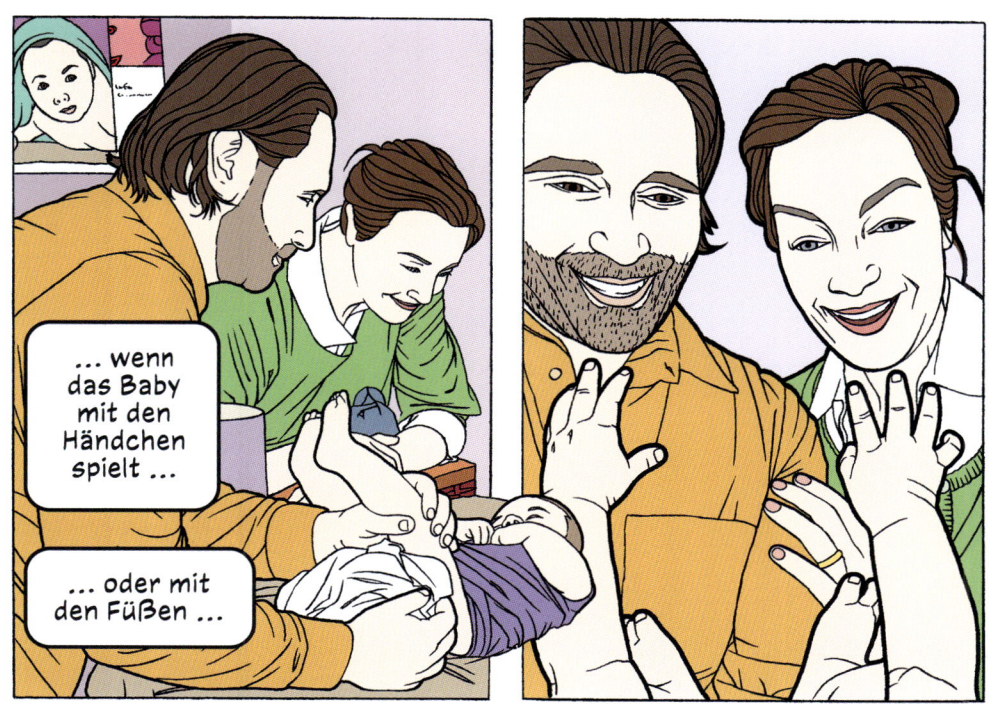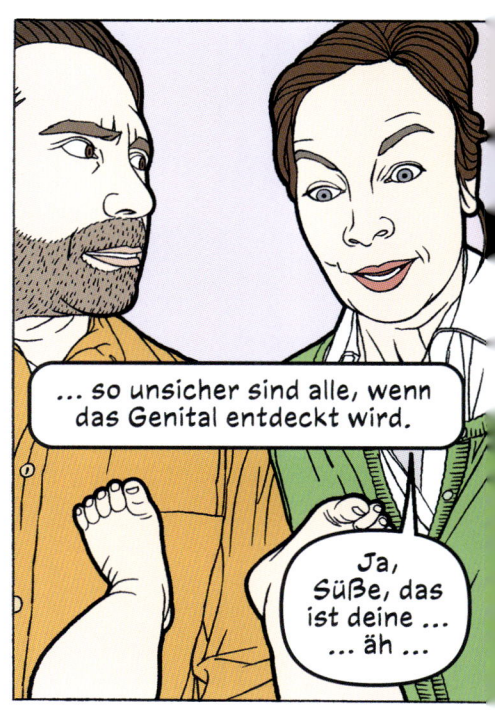

# Sexuelle Entwicklung

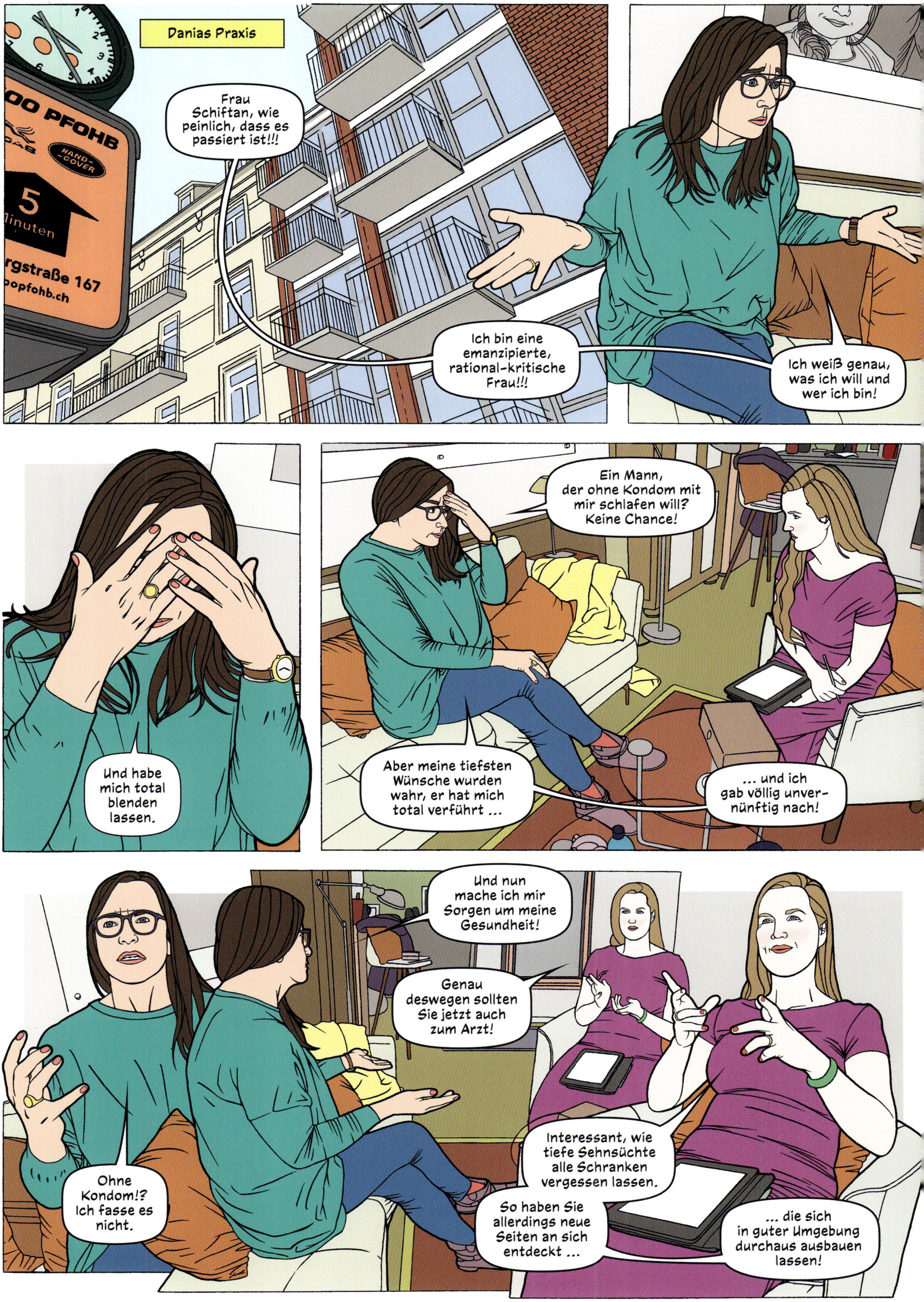

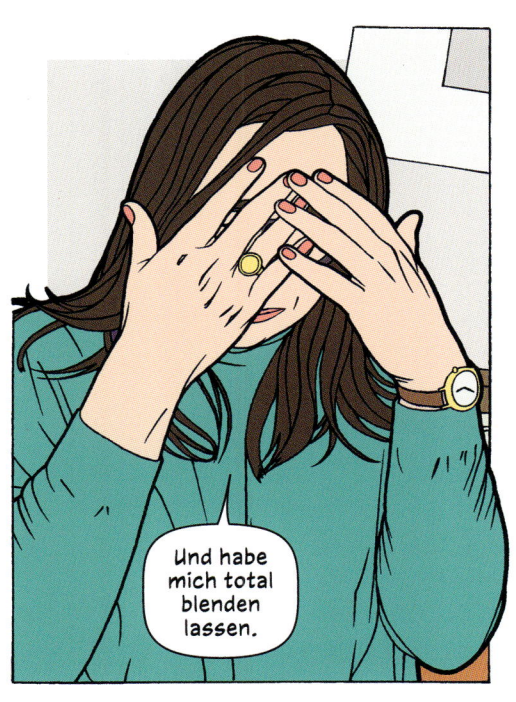
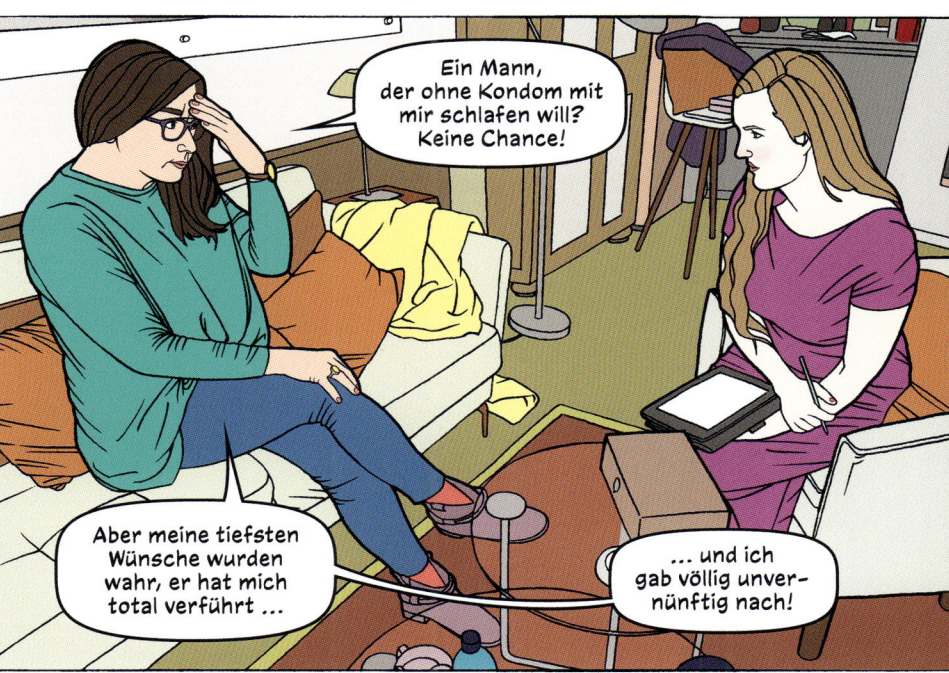
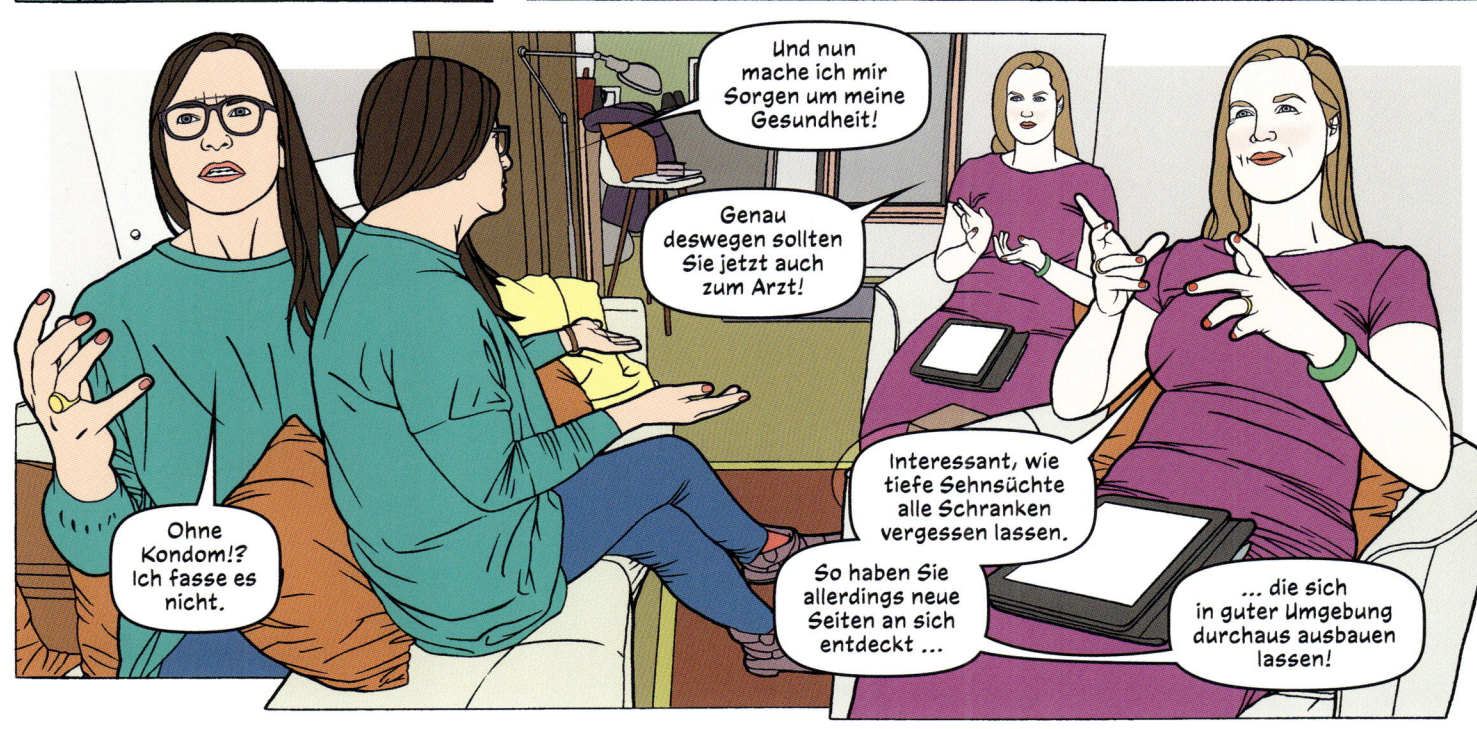

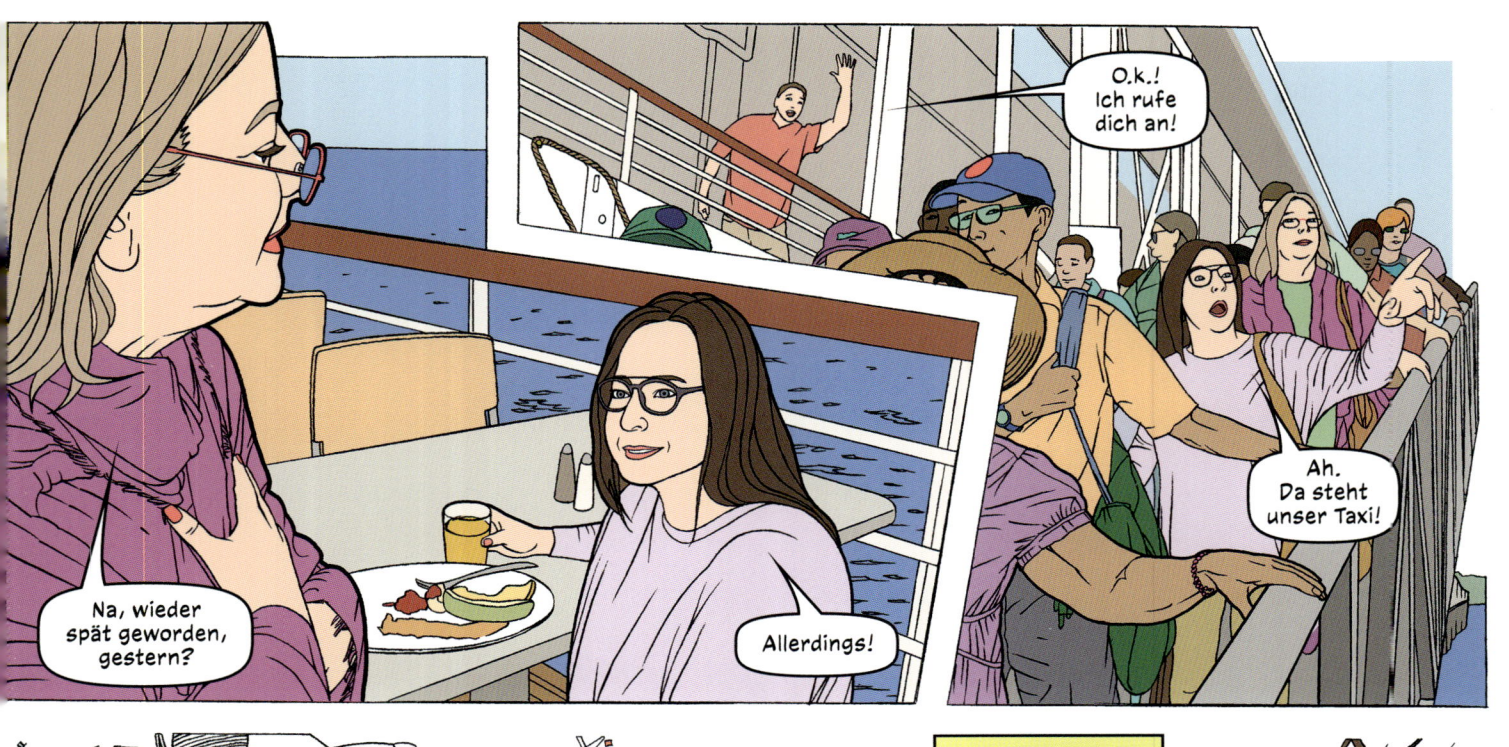
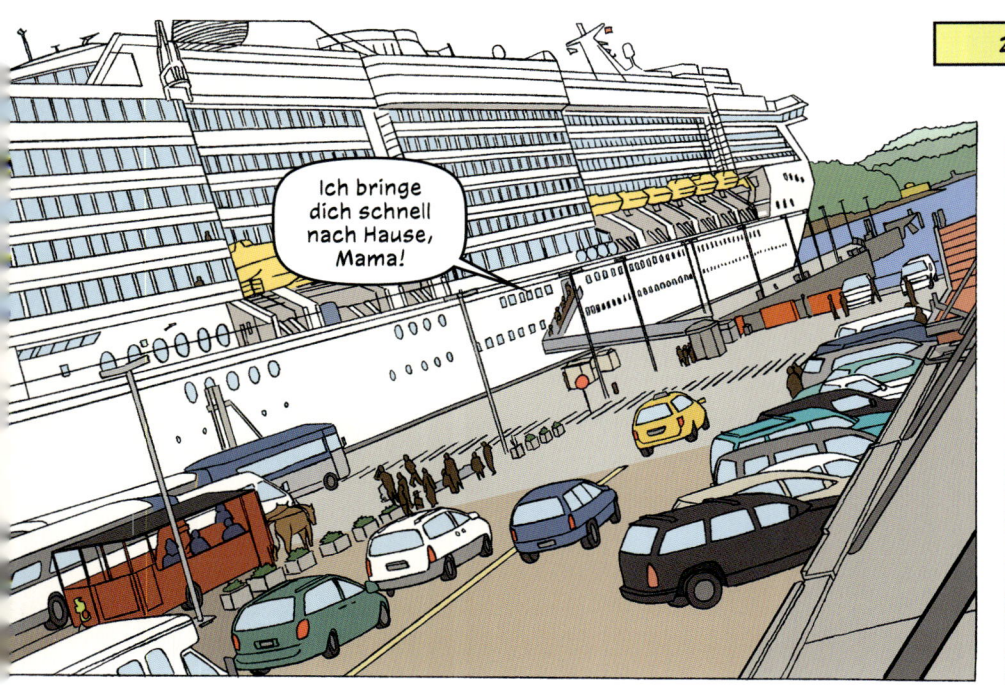
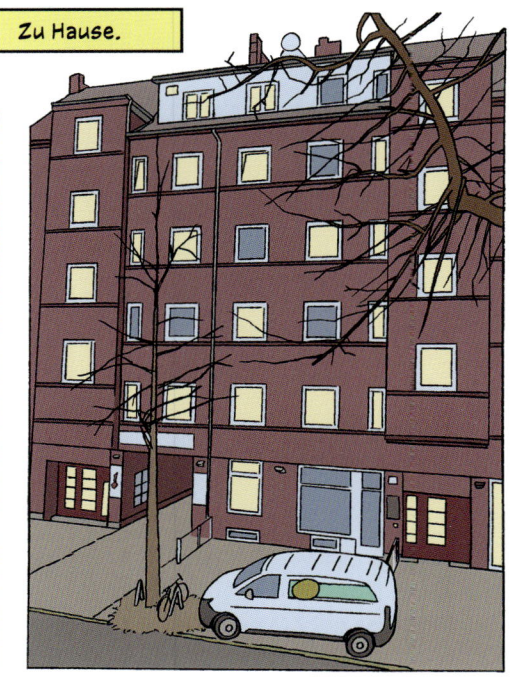
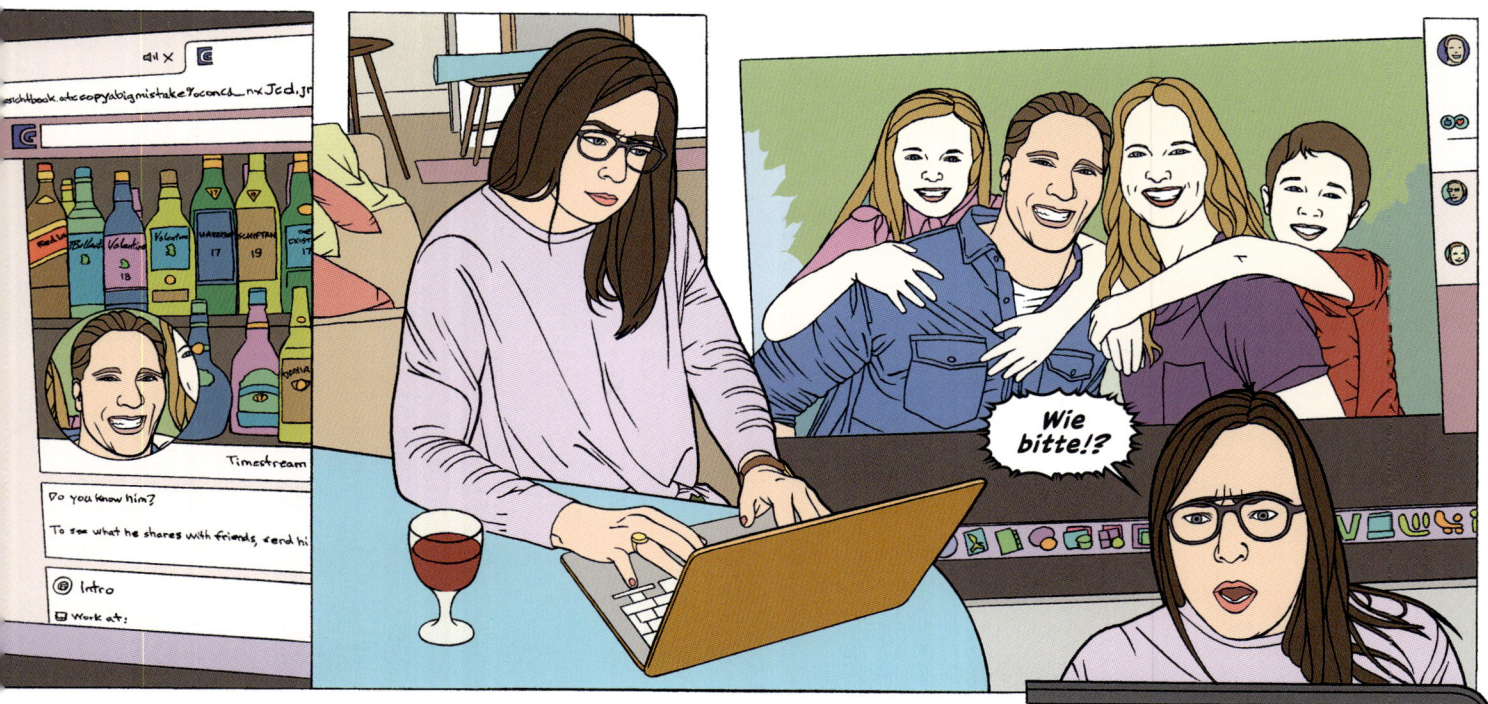

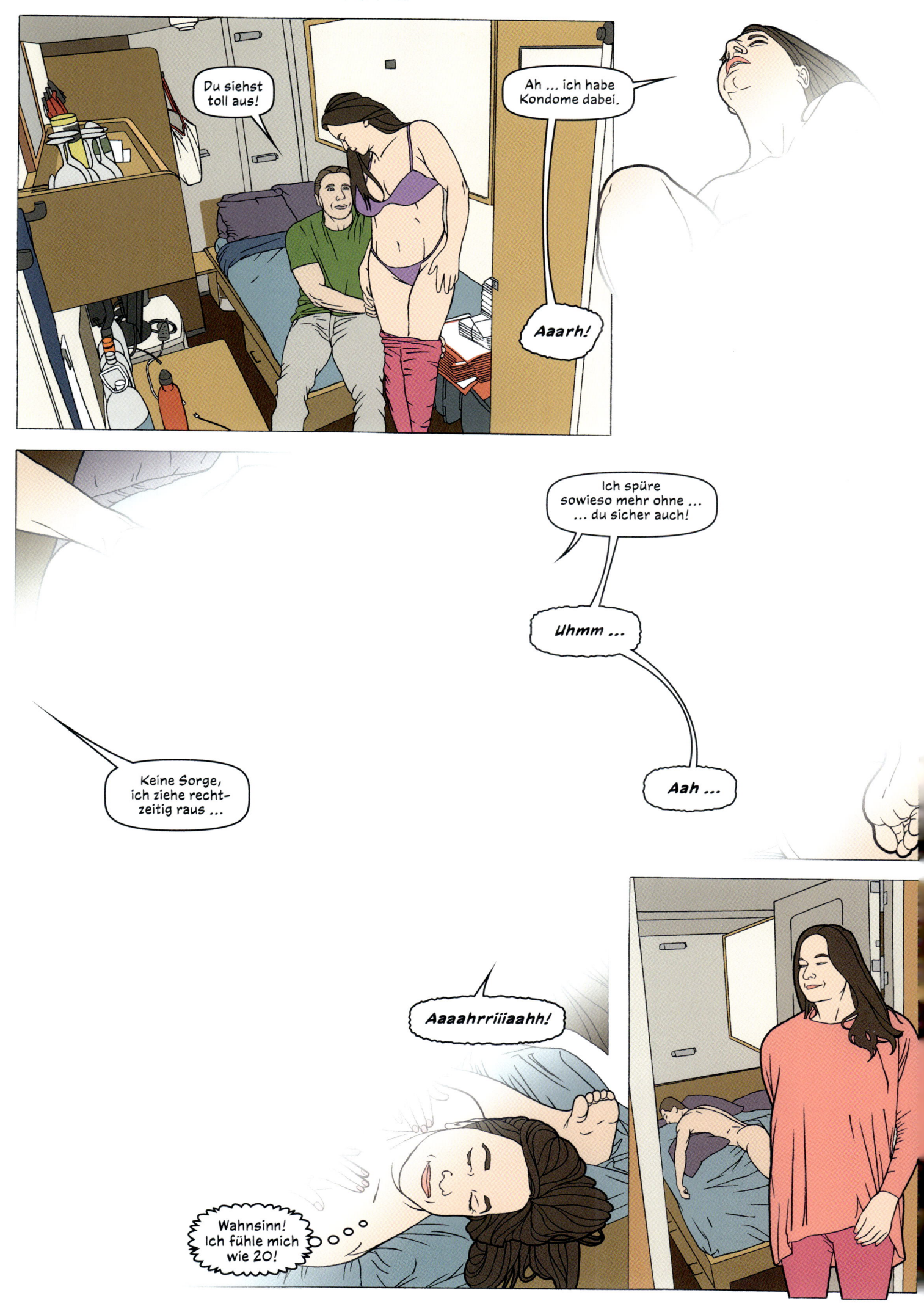

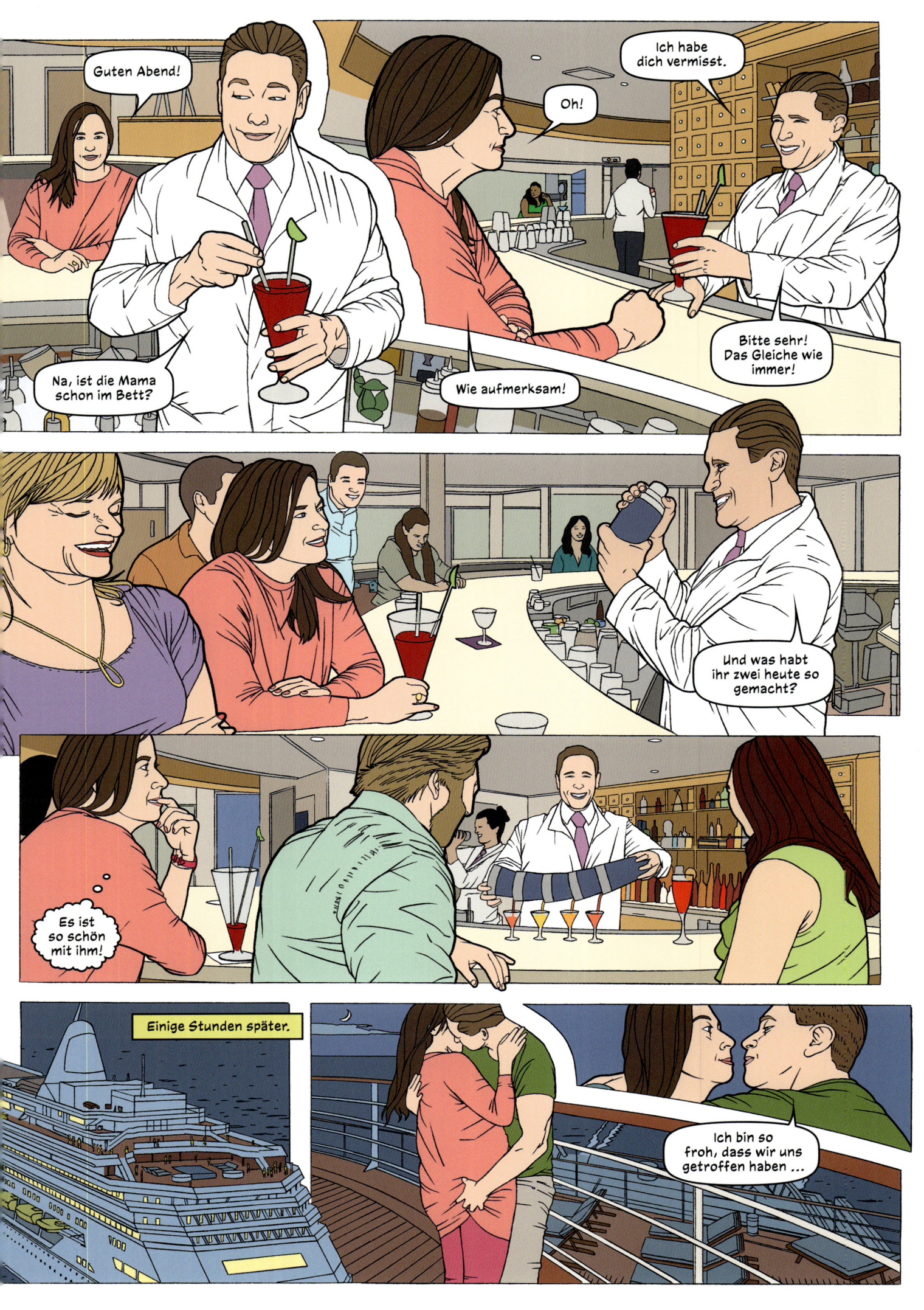

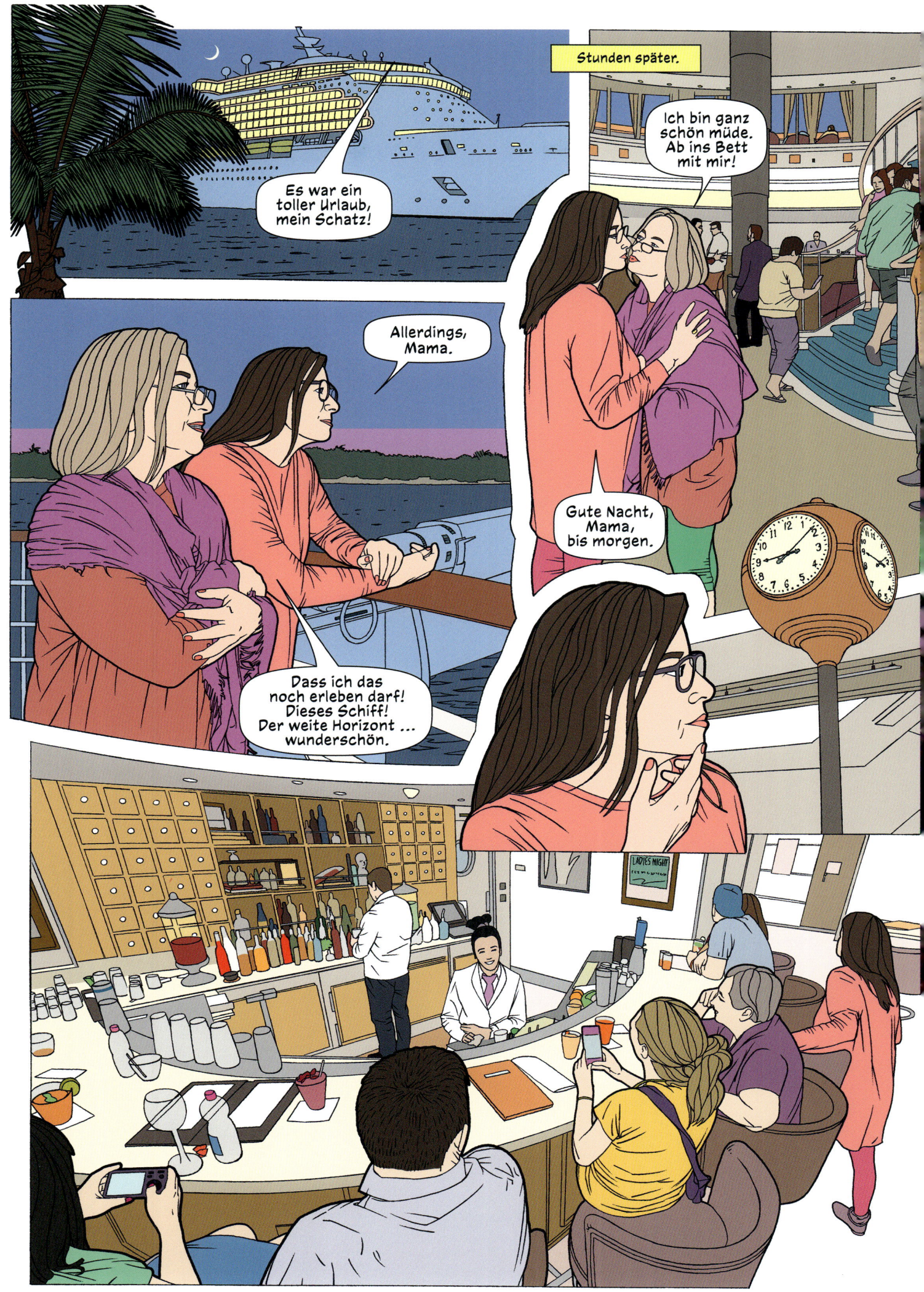

# Ferien-Sex

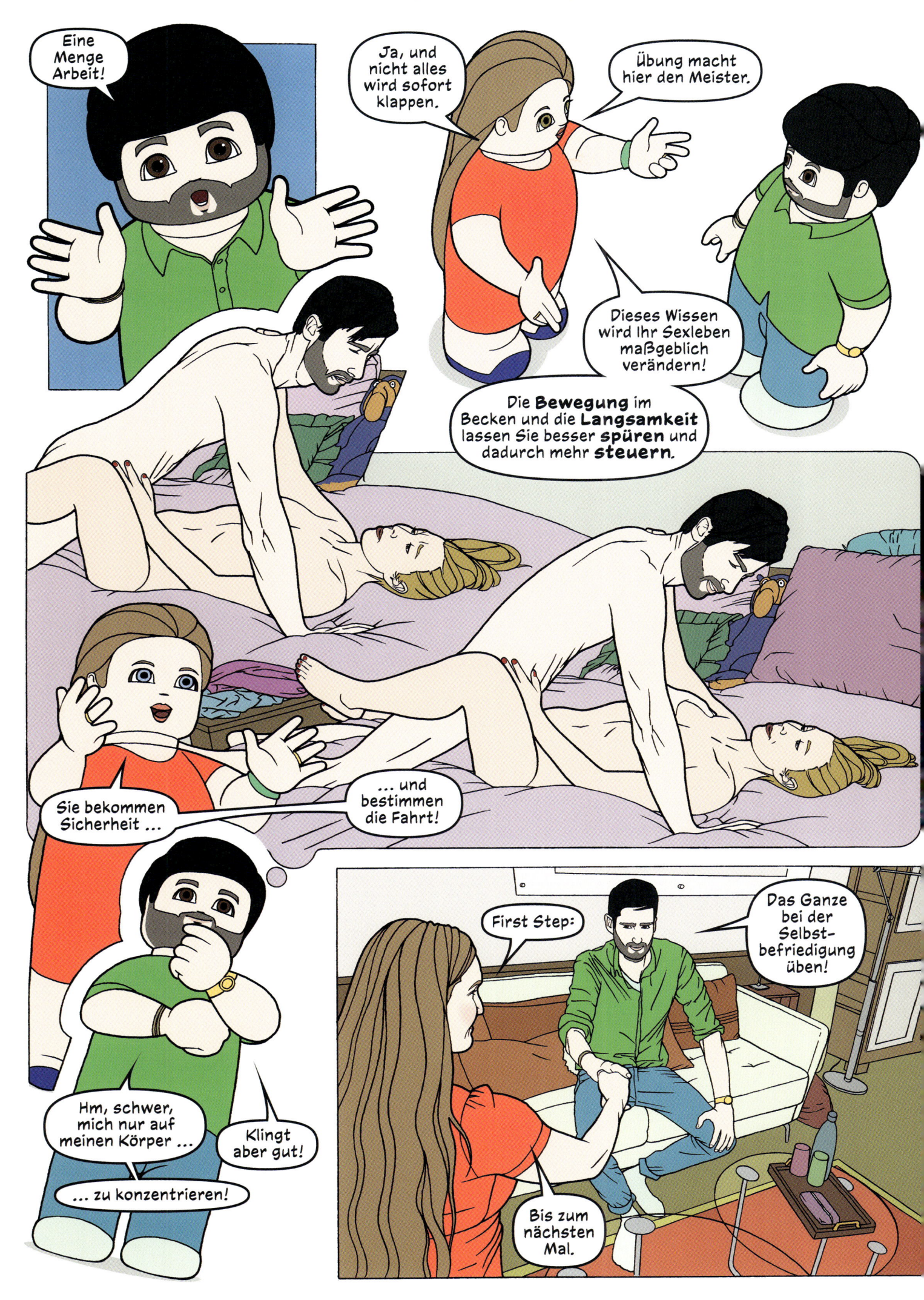

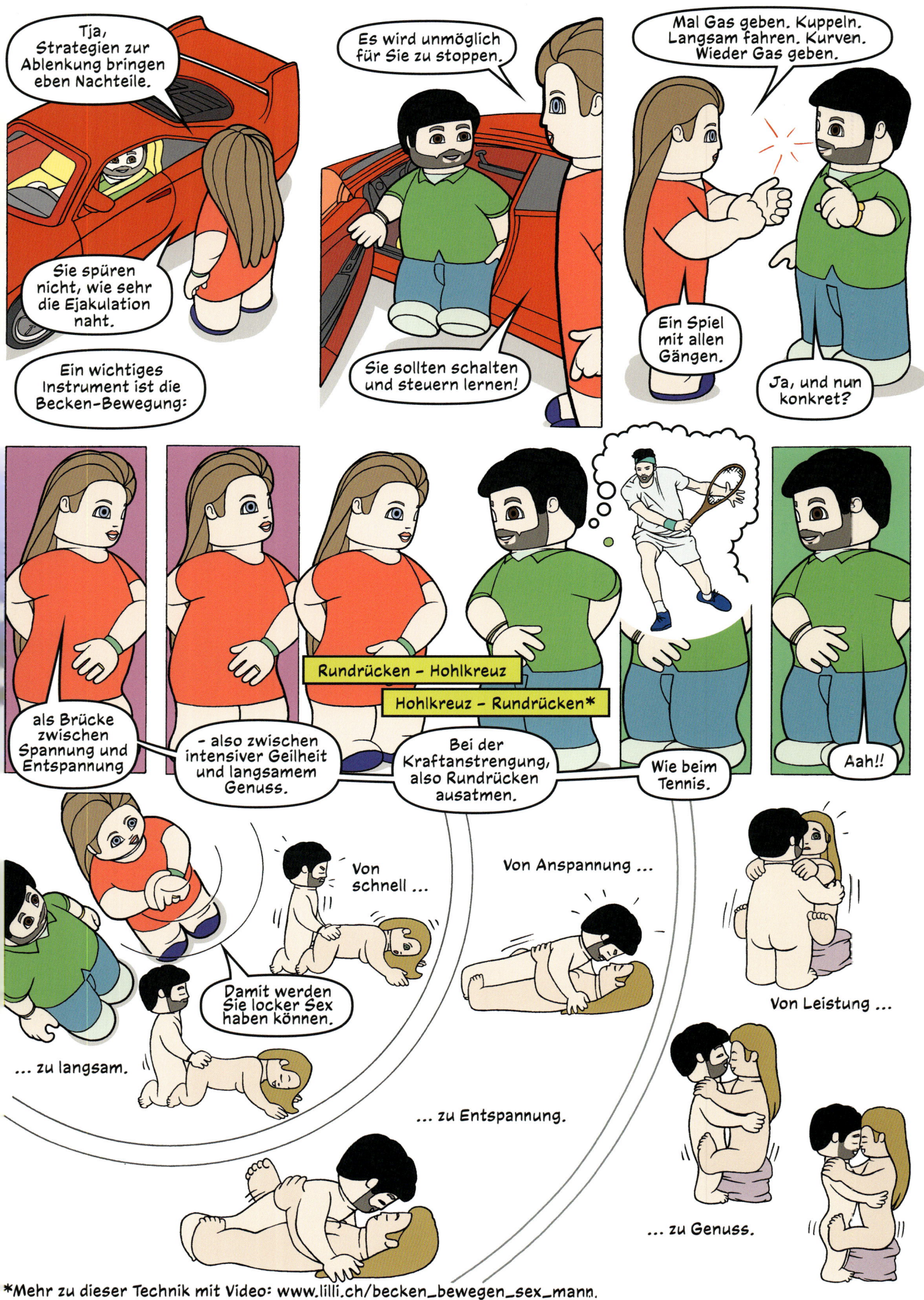

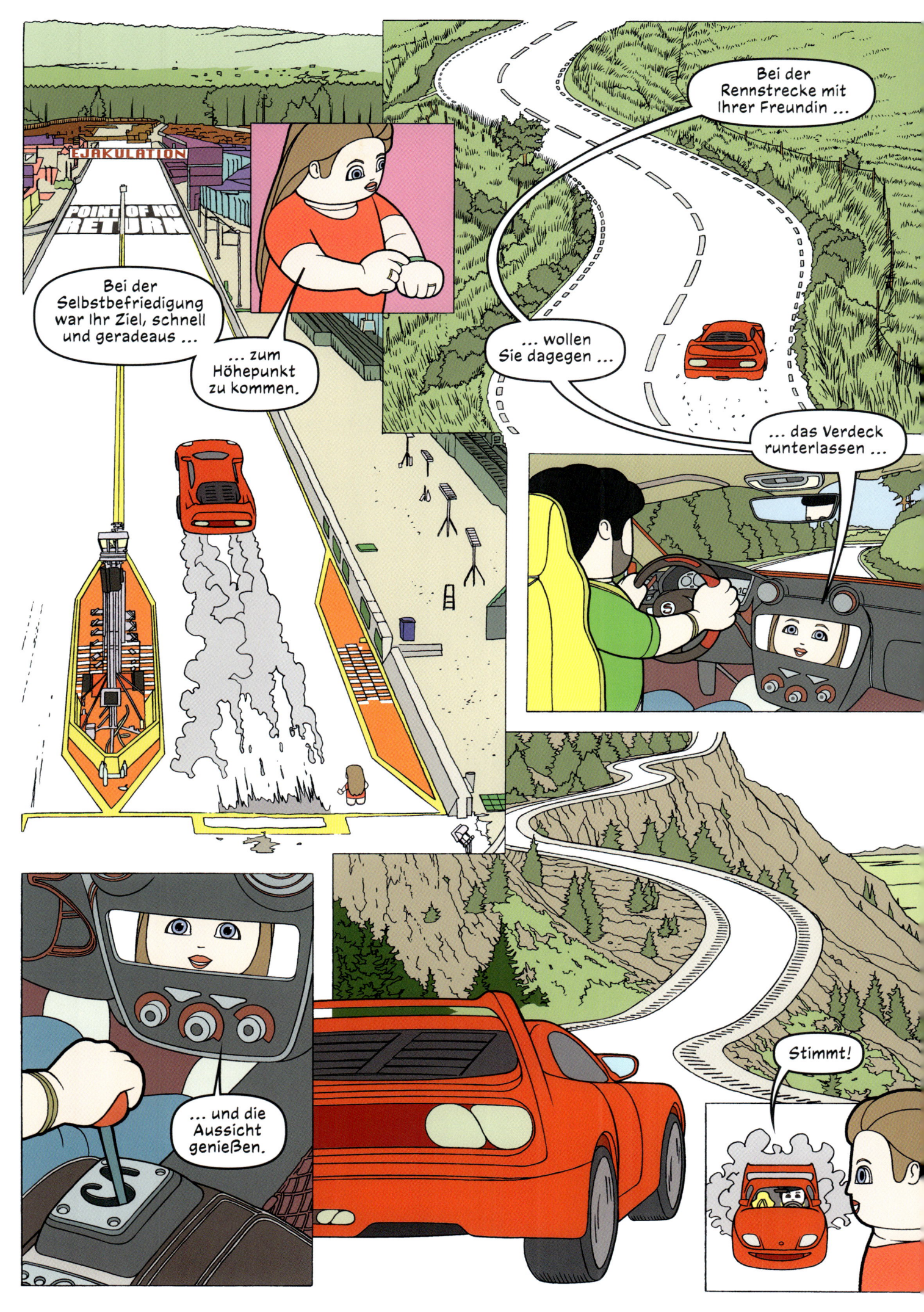

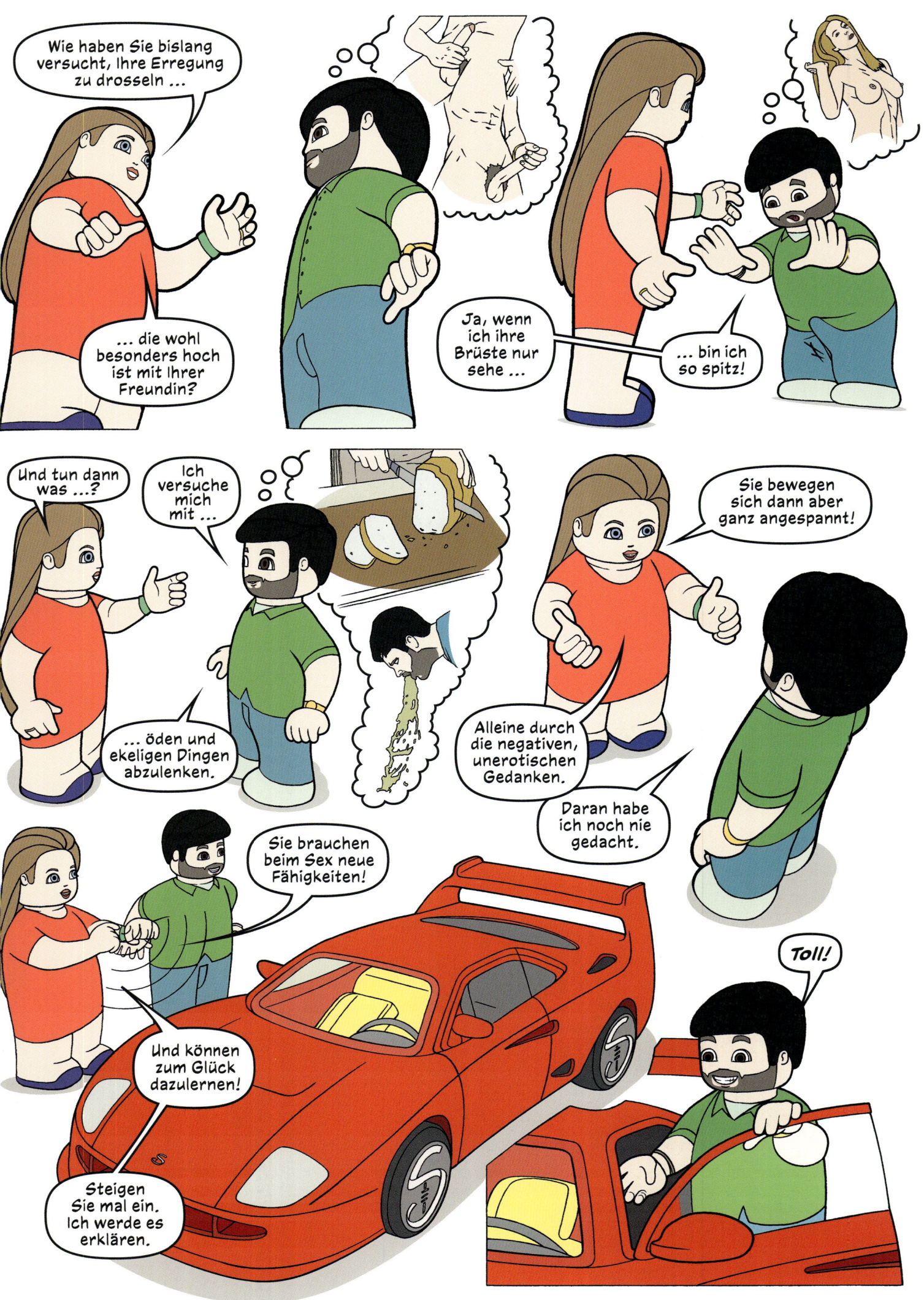

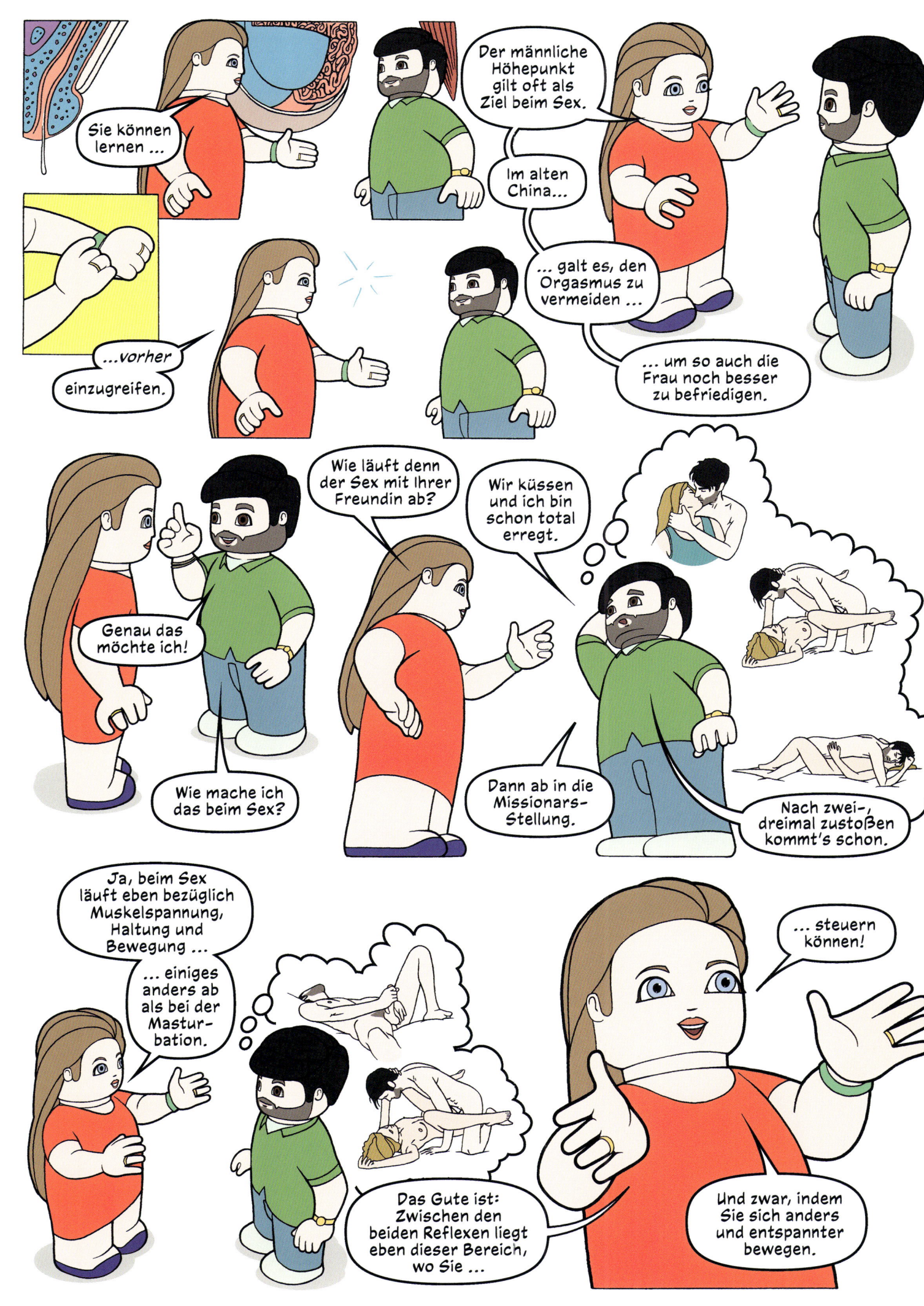

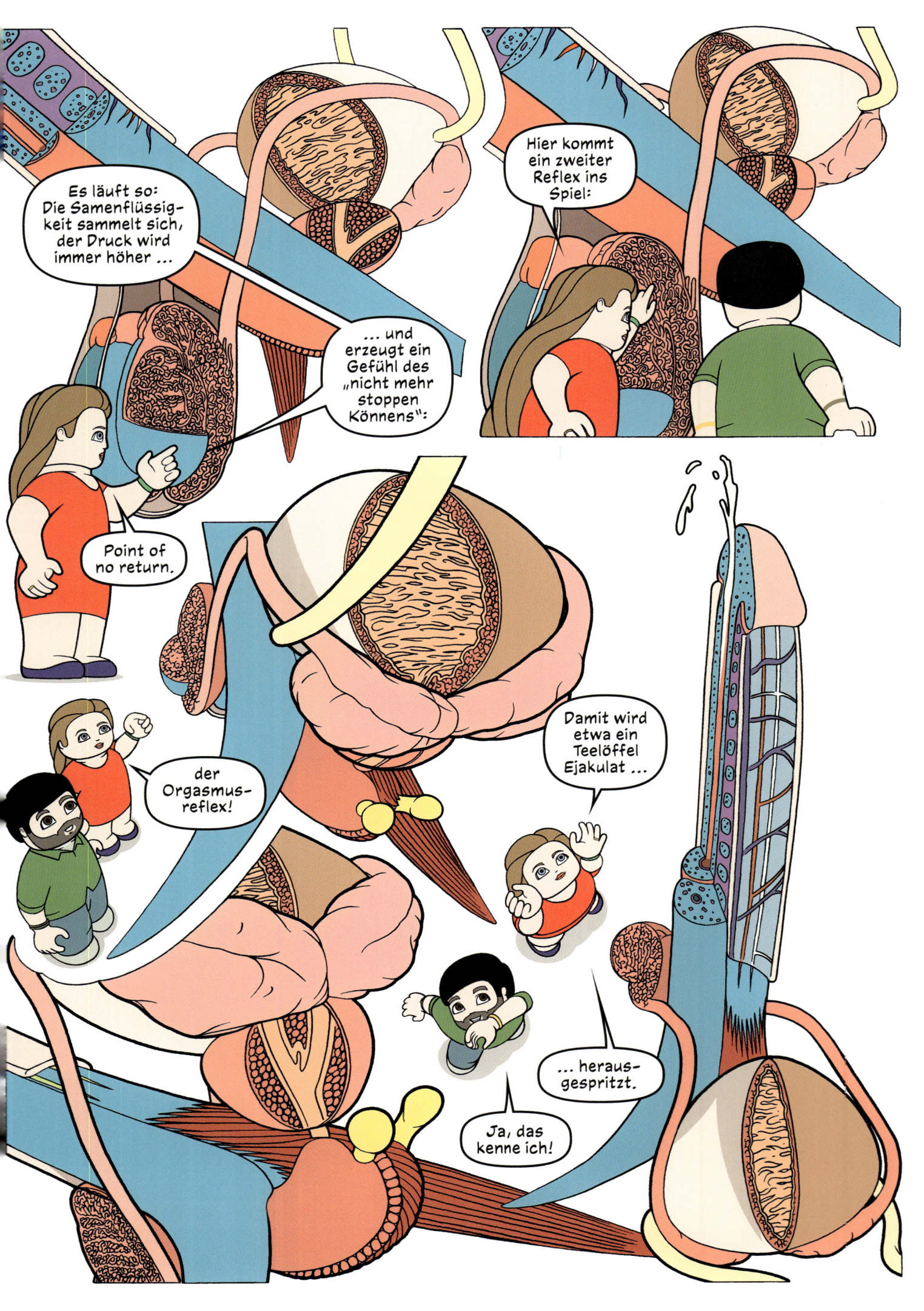

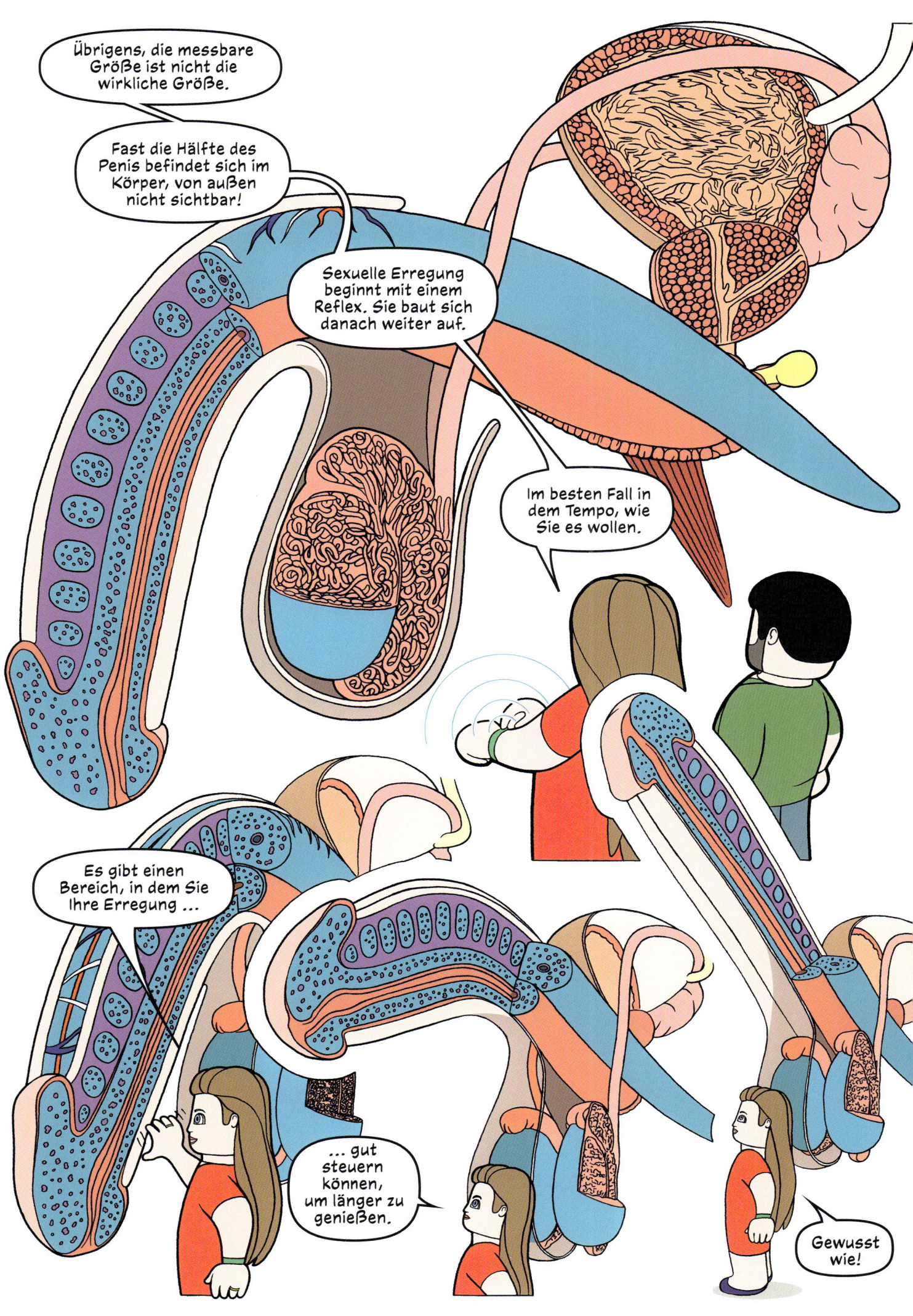

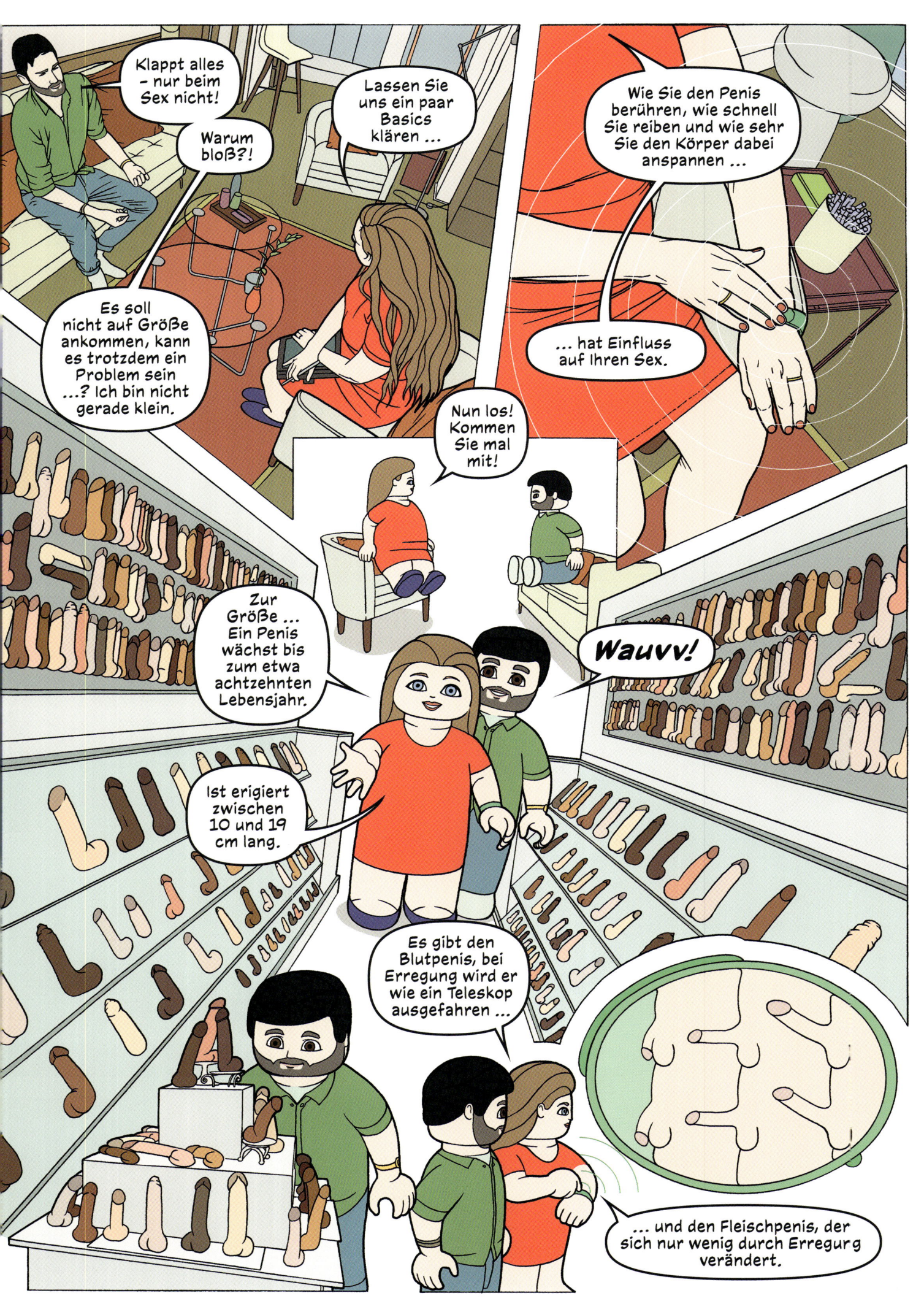

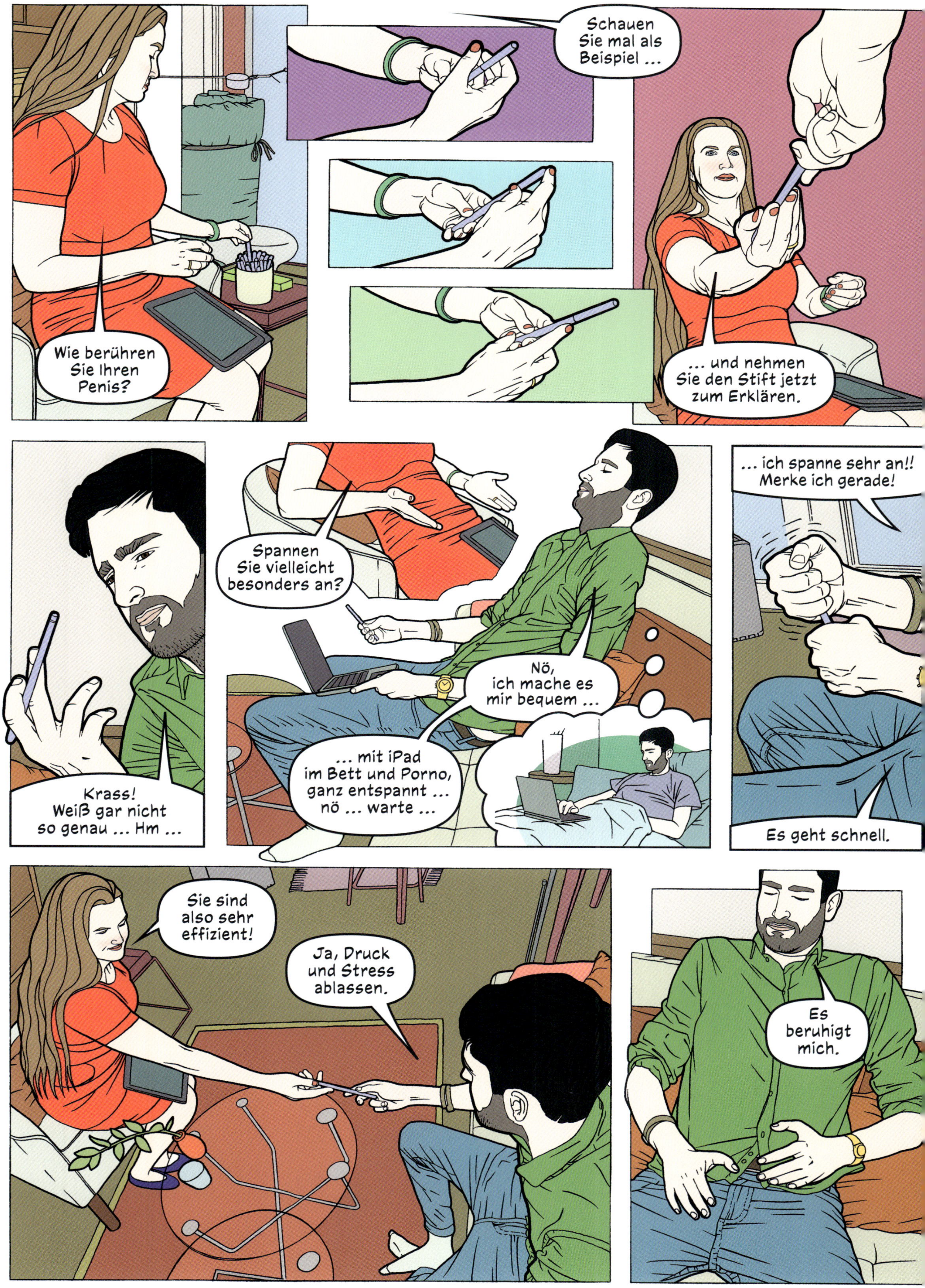

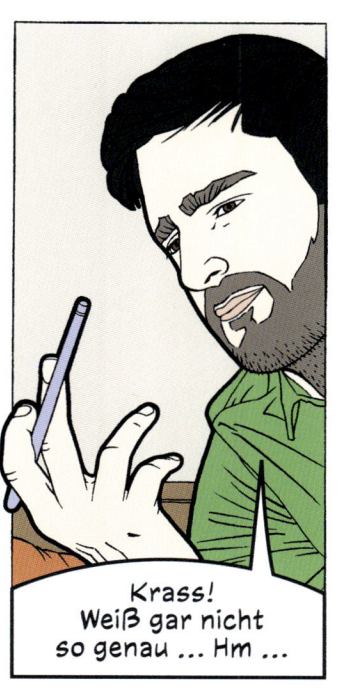
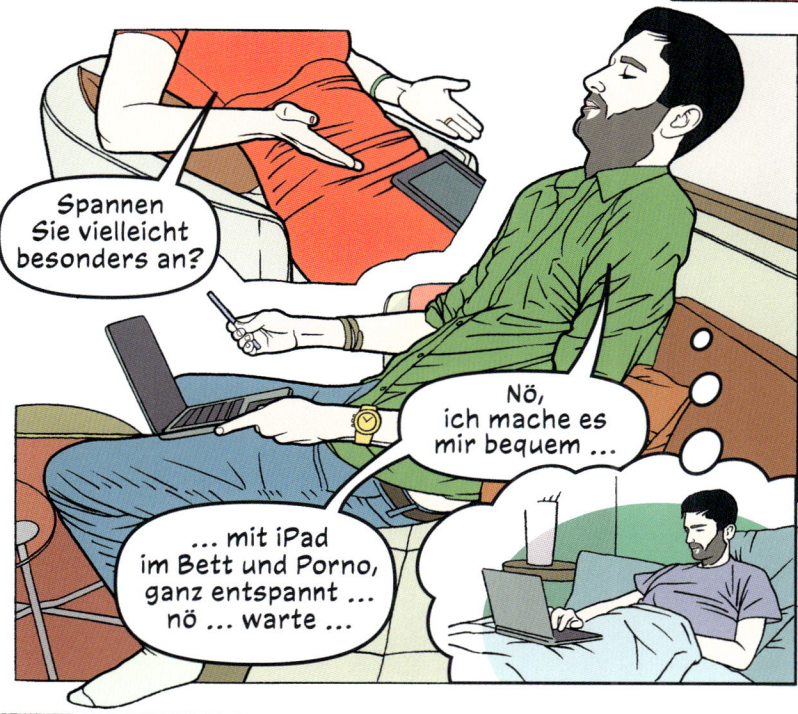
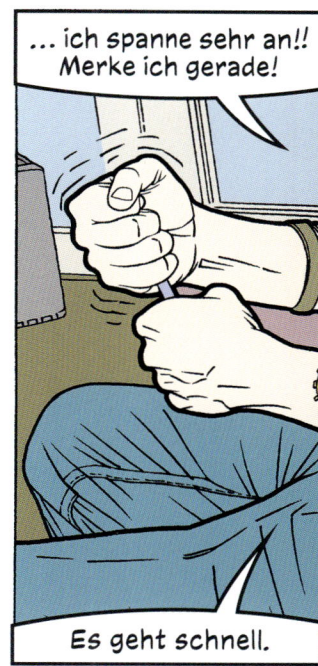
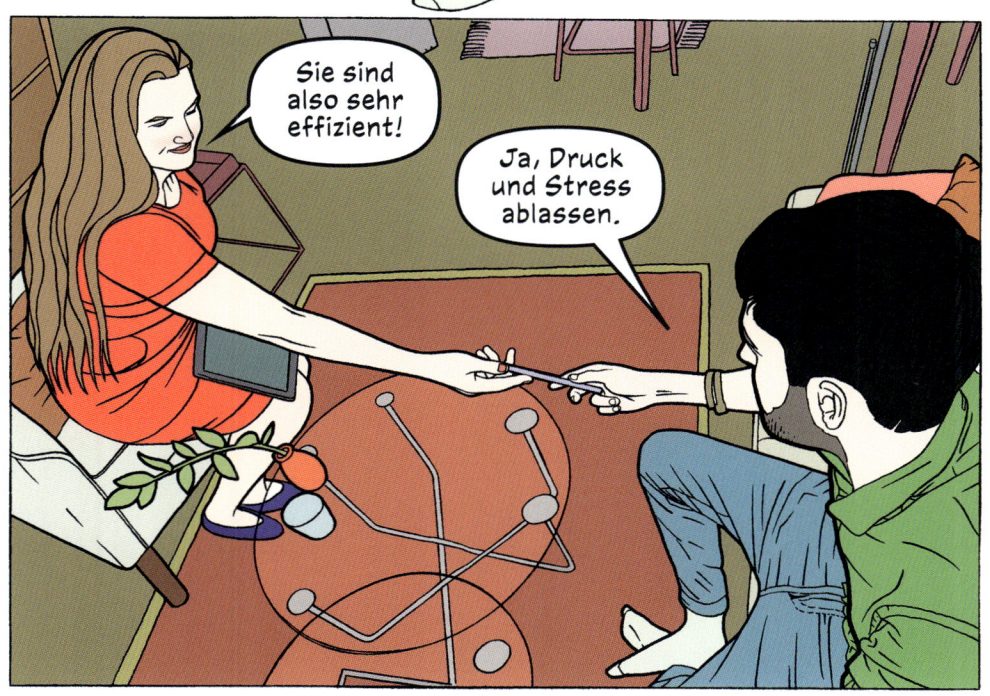
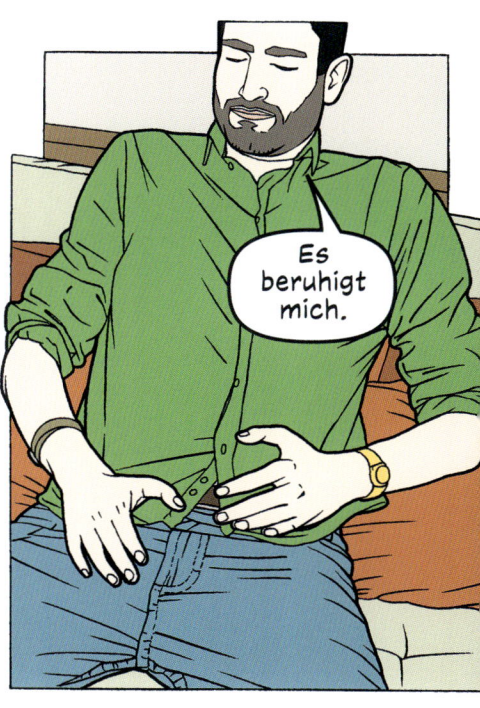

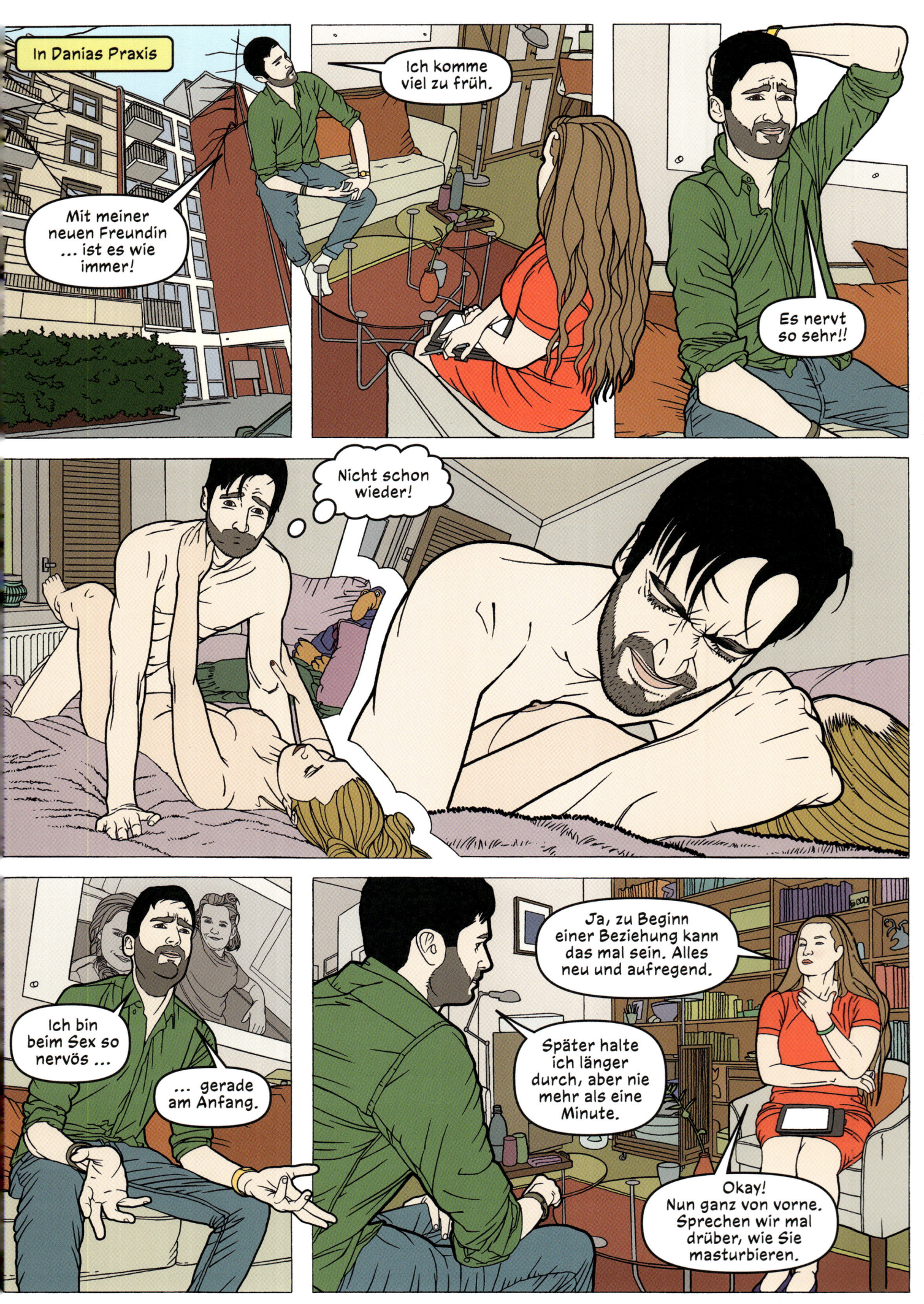

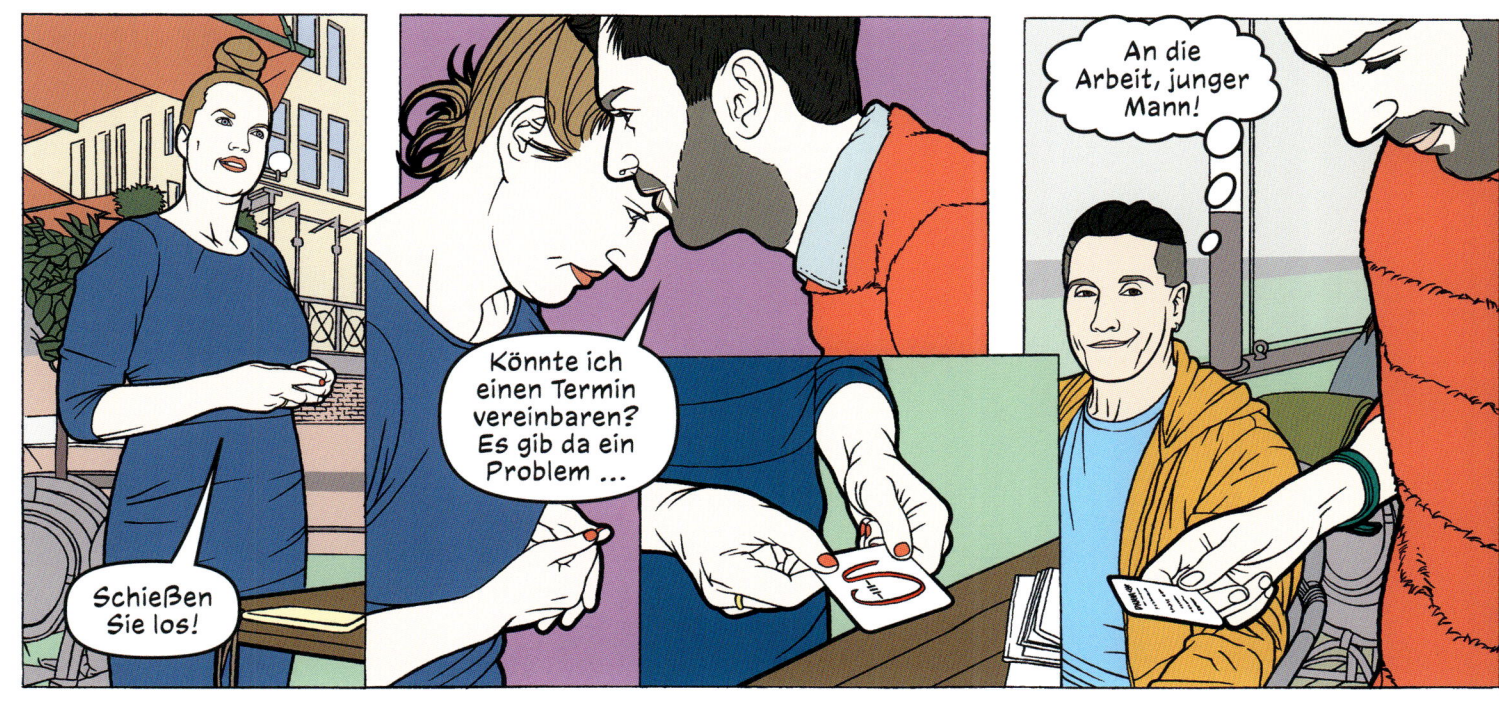

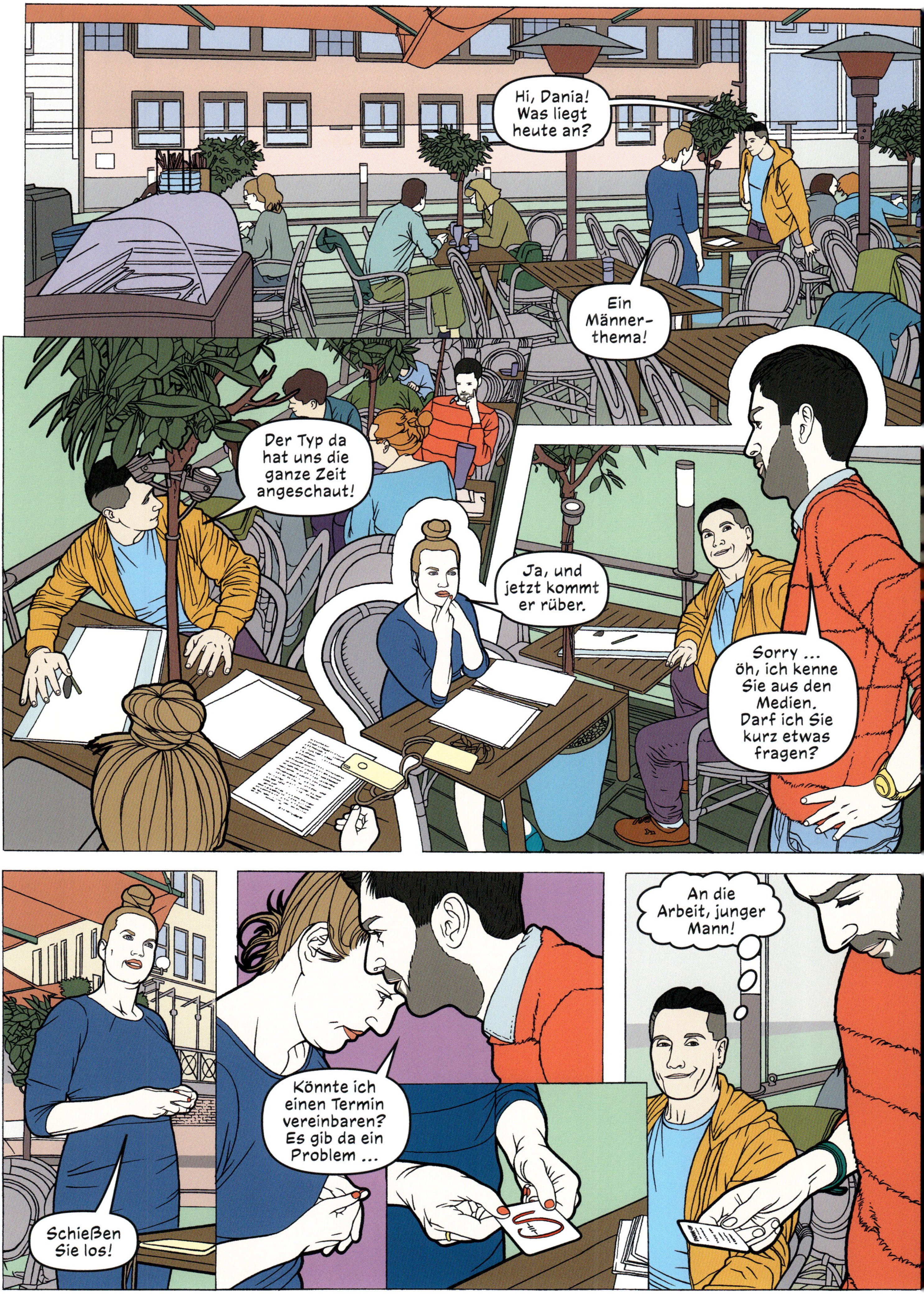

# Gangschaltung

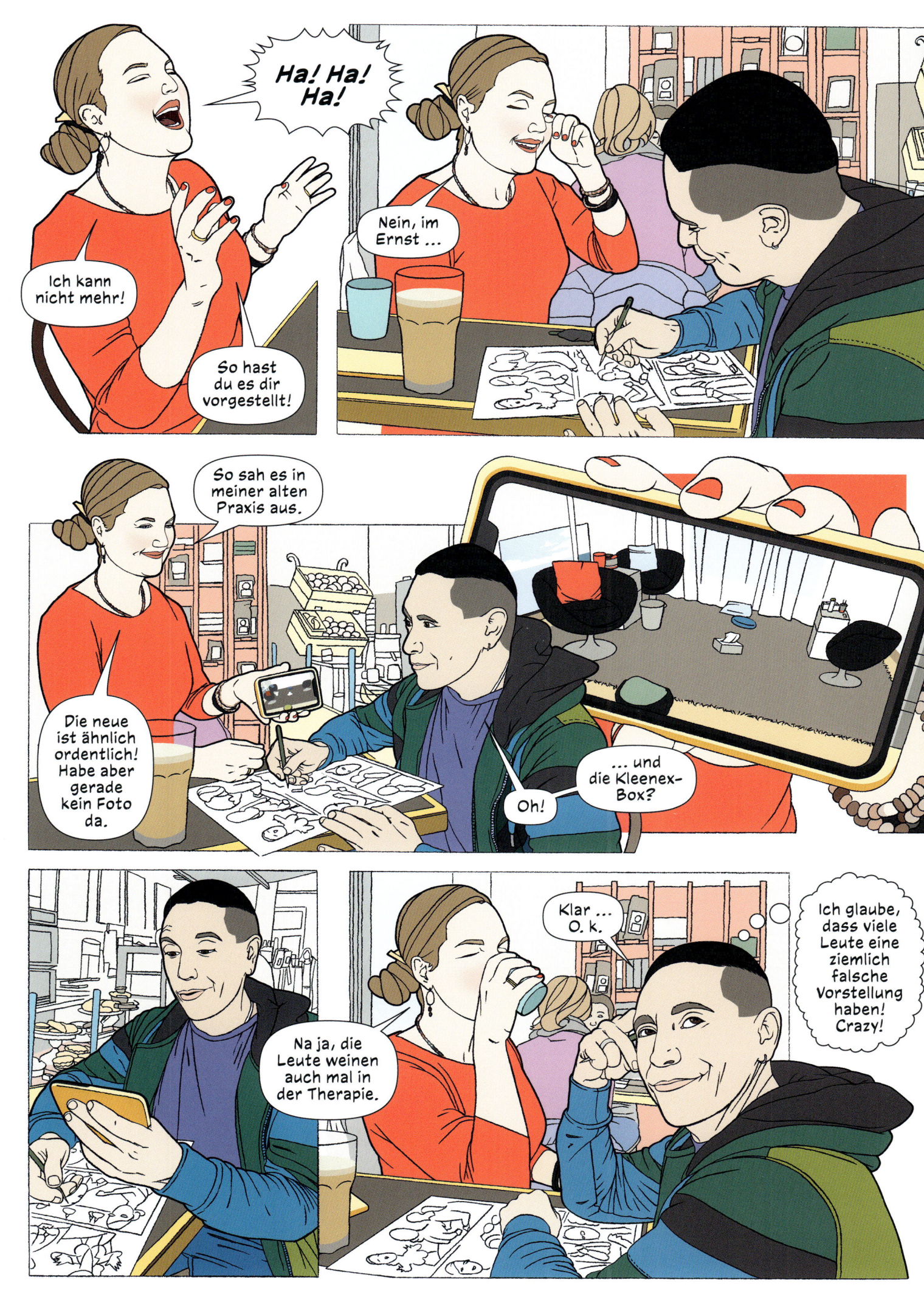

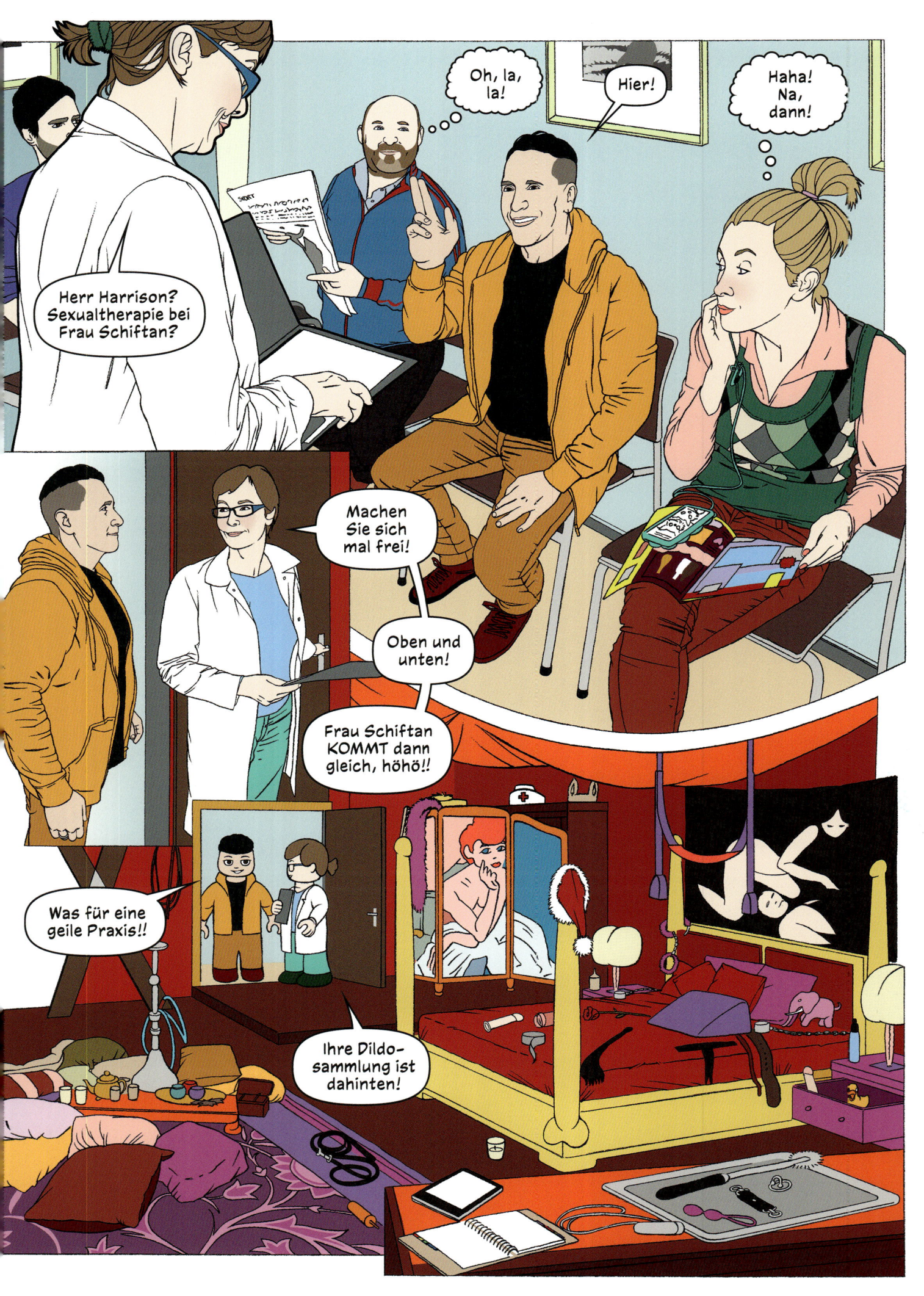

# Wie alles begann

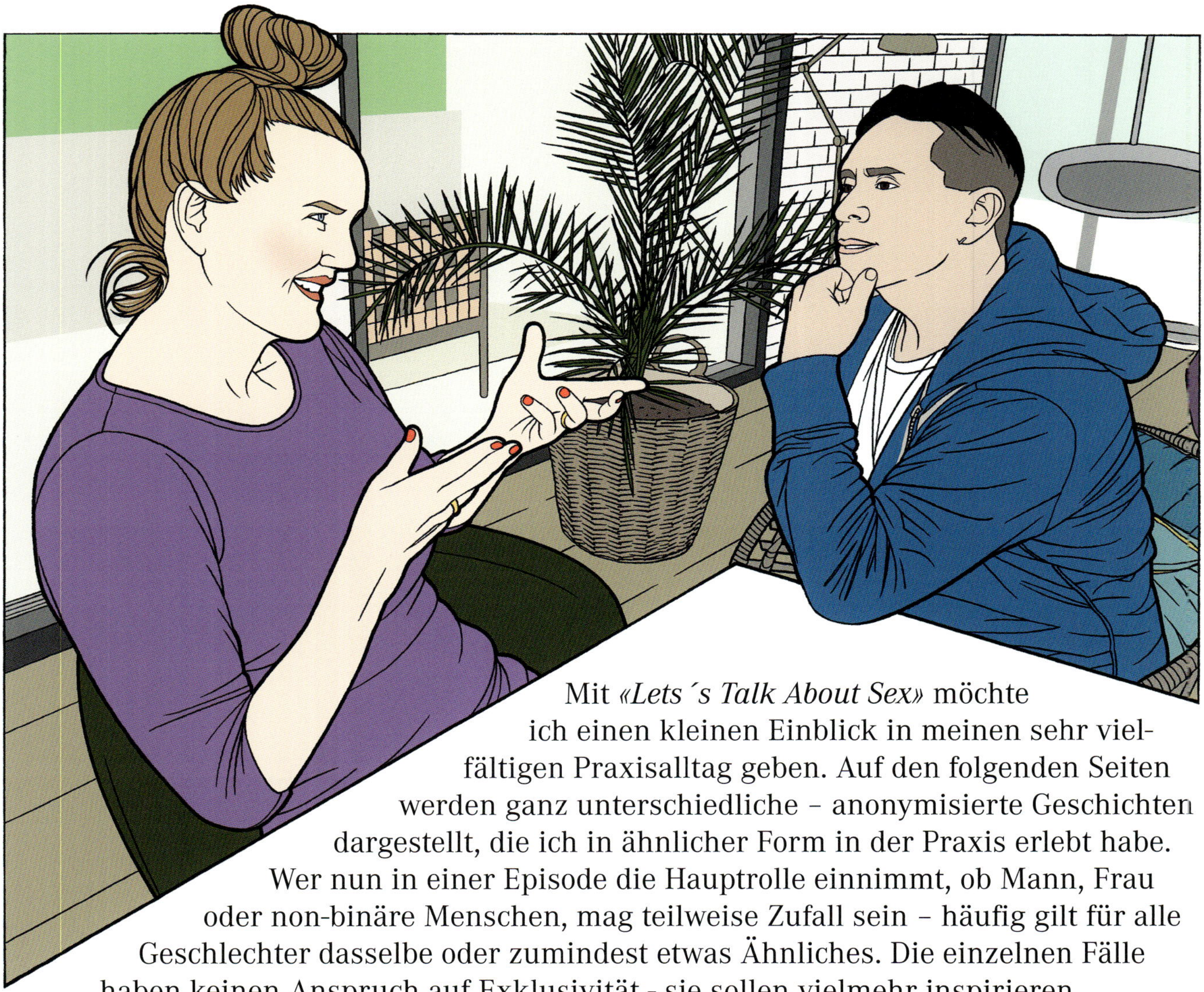

Mit *«Lets´s Talk About Sex»* möchte ich einen kleinen Einblick in meinen sehr vielfältigen Praxisalltag geben. Auf den folgenden Seiten werden ganz unterschiedliche – anonymisierte Geschichten dargestellt, die ich in ähnlicher Form in der Praxis erlebt habe. Wer nun in einer Episode die Hauptrolle einnimmt, ob Mann, Frau oder non-binäre Menschen, mag teilweise Zufall sein – häufig gilt für alle Geschlechter dasselbe oder zumindest etwas Ähnliches. Die einzelnen Fälle haben keinen Anspruch auf Exklusivität - sie sollen vielmehr inspirieren.

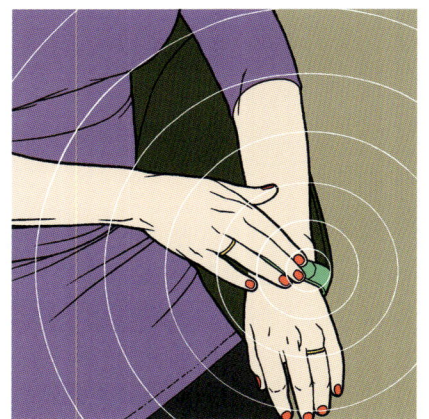

In den Folgen wird nicht nur erzählt und beraten - es wird mit unter auch Theorie erklärt. Ein Teil der dargestellten Theorie hat allgemeine Gültigkeit, anderes bezieht sich eher nur auf den konkreten Fall. Was ich in der Praxis, in der Realität - am Whiteboard aufzeigen und darstellen würde, wird in dieser Graphie Novel erklärt, indem ich zusammen mit Lou, dem Zeichner, in einen virtuellen Raum gehe. Dies macht die vielen theoretischen Inputs quasi per Knopfdruck greifbarer. Wenn ich also in den einzelnen Geschichten auf mein Armband drücke, dann hüpfen wir in diesen virtuellen Raum – und verwandeln uns in kleine, freundliche Figuren. Die Unterscheidung zwischen Theorie und Praxis wird so auf den ersten Blick verständlich.

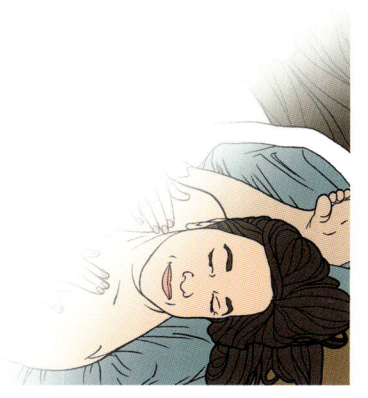

Sexualität ist vielfältig, und genauso vielfältig gehen Menschen mit Bildern zu diesem Thema um: Während die einen sehr konkrete Darstellungen toll und anregend finden, möchten sich andere ihre eigenen Vorstellungen machen. Damit wirklich alle Lesenden entspannt bleiben können, haben wir, aus Respekt vor denen, die gerne vieles ihrer Fantasie überlassen, gewisse Bilder hinter einem «Nebel der Fantasie» versteckt.

Alle jene, welche die eigentlichen Zeichnungen einsehen möchten, können unter dem Link *daniaschiftan.ch/ltas* das Passwort beantragen und die Geschichten alsbald ganz in Ruhe digital entdecken.

Ein herzliches Dankeschön möchte ich dem Mannebüro, Martin Bachmann, Sonja Borner, Ann-Marlene Henning, Dr. Michael Kurz und dem BAG aussprechen, welche diese Publikation mit ihrem finanziellen Beitrag sehr großzügig unterstützt haben.

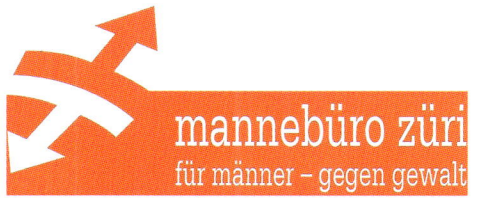

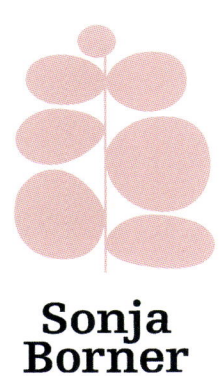

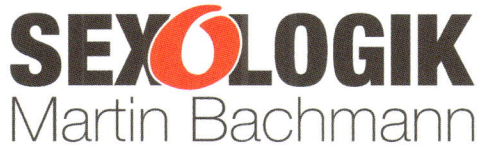

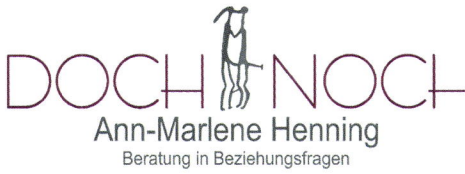

**Michael Kurz, Dr. med. FMH Urologie**

**Mit finanzieller Unterstützung des Bundesamts für Gesundheit BAG realisiert**

Ich möchte mich von Herzen bei allen Unterstützerinnen und Unterstützern aus dem Crowdfunding bedanken, ohne deren finanziellen Beitrag - und Geduld - dieses Buch nicht hätte realisiert werden können.

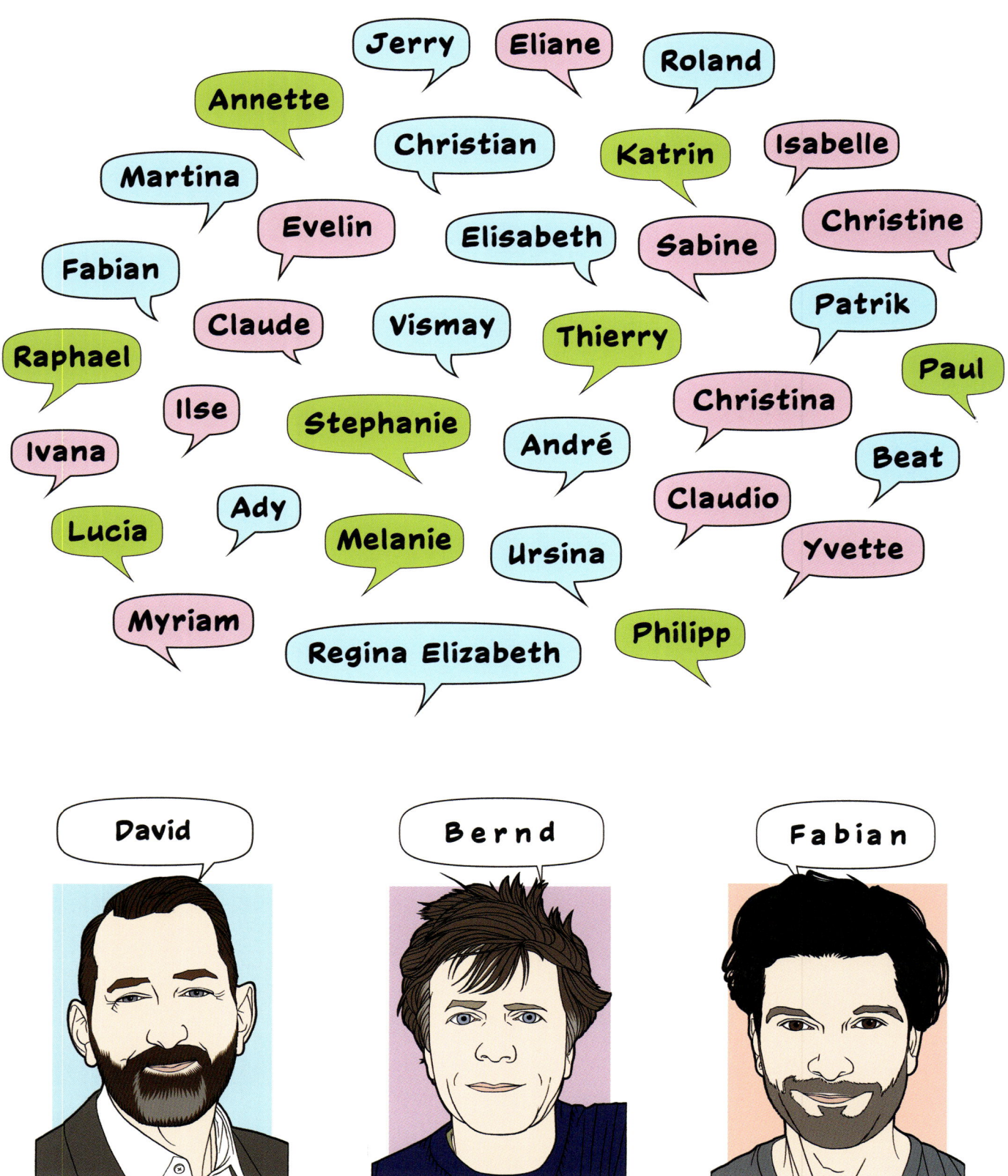

Gut Ding will Weile haben. Denn bereits sechs Jahre ist es her, als mich die Idee einer Graphie Novel zum Thema Sexualität packte und ich die Arbeit in Angriff nahm. Nach vielen Hochs und Tiefs bin ich überglücklich, dieses Herzensprojekt nun in meinen Händen zu halten! Ohne die Unterstützung von sehr vielen lieben Leuten wäre dies nicht möglich gewesen, und ich bin ihnen zutiefst dankbar.

Mein ganz besonderer Dank gilt meinem Mann Michael und meinen beiden Kindern, welche mir die Zeit und die Unterstützung gegeben haben, mich diesem Buch zu widmen.

Ein großes Dankeschön auch an Nina Conrad, welcher ich die gesamte Organisation, Koordination und Kommunikation übergeben durfte.

Ann-Marlene Henning danke ich herzlich für ihre Unerschrockenheit und ihre Hingabe, mit welcher sie die Texte nochmals auf den Kopf gestellt hat.

Weiter danke ich Julie und Ralph Stössel für ihre Arbeit im Hintergrund und den technischen Support, den sie geleistet haben.

Und am allermeisten danke ich Lou, meinem Zeichner. Voller Motivation und furchtlos hat er ein halb fertiges Produkt übernommen, seine eigenen Ideen eingebracht und etwas ganz Neues geschaffen.

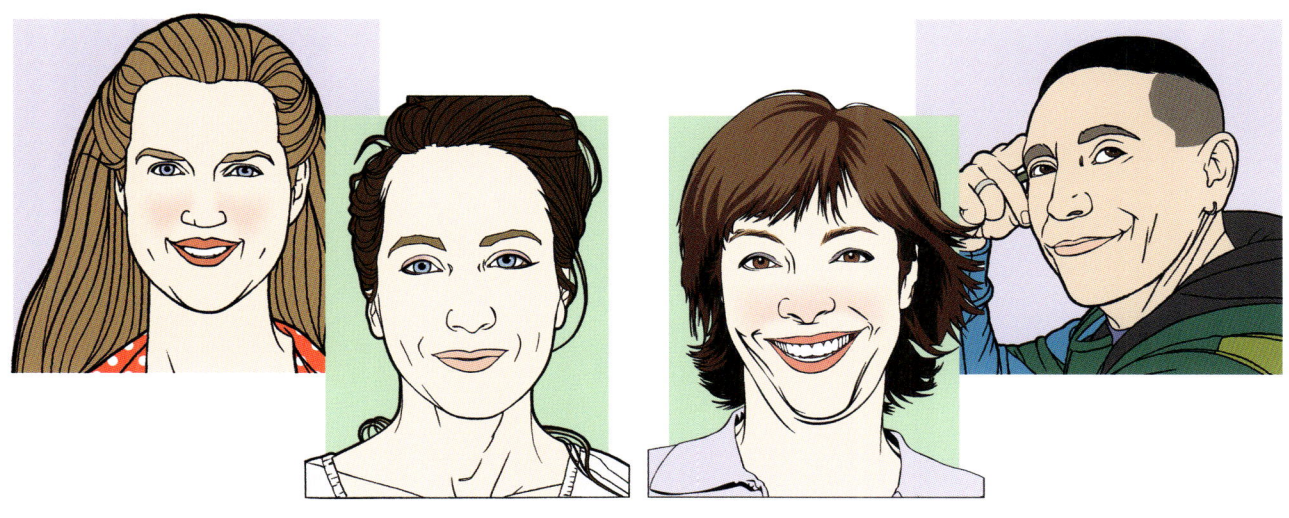

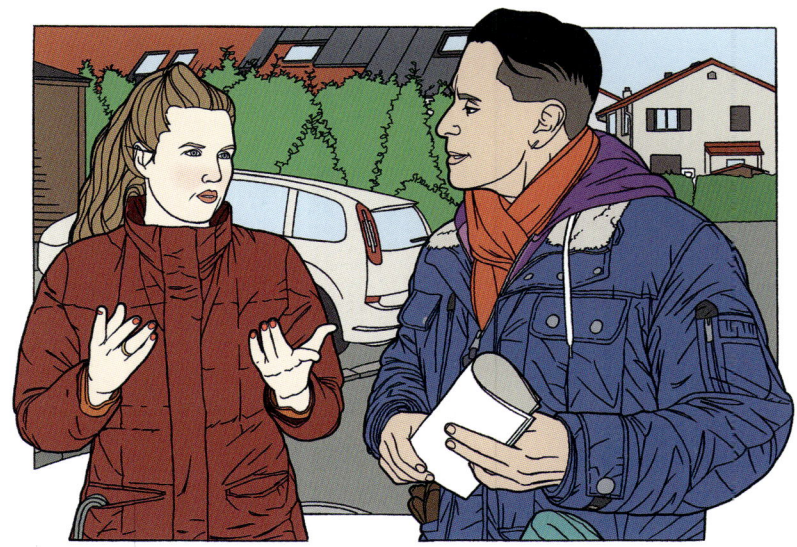

# Inhaltsverzeichnis

- Wie alles begann
- Gangschaltung
- Ferien-Sex
- Sexuelle Entwicklung
- Sexologin, echt jetzt?
- Der Urologe
- Sexdate
- Pornostress
- Safer Sex
- Liebeskummer
- Der Voyeur
- Wo bleibt der Sex?

- Zwischen zwei Welten
Bonusgeschichte (online):
www.daniaschiftan.ch/1tas

LET'S TALK ABOUT SEX
Der etwas andere Ratgeber

Deutsche Erstausgabe
© Piper Verlag GmbH, München 2021
Redaktion/Lektorat: Dania Schiftan (Verein Förderung sexuelle Entwicklung) und Ann-Marlene Henning
Zeichner, Satz und Umschlaggestaltung: Louis Harrison, Farben: Louis Harrison und Shara Lima, Lettering: "Ghost"
Litho: Horst Lorenz und Hubert Lechner GbR
Druck und Bindung: Eberl & Koesel GmbH & Co. KG
Printed in Germany
ISBN 978-3-492-07205-2